Gute – Böse Lebensmittelindustrie

Christoph Klotter · Eva-Maria Endres
(Hrsg.)

Gute – Böse Lebensmittelindustrie

Ein Diskurs der Ernährungsakteure

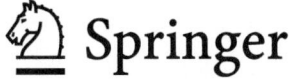

Hrsg.
Christoph Klotter
Hochschule Fulda
Fulda, Deutschland

Eva-Maria Endres
Diderot
Berlin, Deutschland

ISBN 978-3-658-26457-4   ISBN 978-3-658-26458-1   (eBook)
https://doi.org/10.1007/978-3-658-26458-1

Die Deutsche Nationalbibliothek verzeichnet diese Publikation in der Deutschen Nationalbibliografie; detaillierte bibliografische Daten sind im Internet über http://dnb.d-nb.de abrufbar.

© Springer Fachmedien Wiesbaden GmbH, ein Teil von Springer Nature 2020
Das Werk einschließlich aller seiner Teile ist urheberrechtlich geschützt. Jede Verwertung, die nicht ausdrücklich vom Urheberrechtsgesetz zugelassen ist, bedarf der vorherigen Zustimmung des Verlags. Das gilt insbesondere für Vervielfältigungen, Bearbeitungen, Übersetzungen, Mikroverfilmungen und die Einspeicherung und Verarbeitung in elektronischen Systemen.
Die Wiedergabe von allgemein beschreibenden Bezeichnungen, Marken, Unternehmensnamen etc. in diesem Werk bedeutet nicht, dass diese frei durch jedermann benutzt werden dürfen. Die Berechtigung zur Benutzung unterliegt, auch ohne gesonderten Hinweis hierzu, den Regeln des Markenrechts. Die Rechte des jeweiligen Zeicheninhabers sind zu beachten.
Der Verlag, die Autoren und die Herausgeber gehen davon aus, dass die Angaben und Informationen in diesem Werk zum Zeitpunkt der Veröffentlichung vollständig und korrekt sind. Weder der Verlag, noch die Autoren oder die Herausgeber übernehmen, ausdrücklich oder implizit, Gewähr für den Inhalt des Werkes, etwaige Fehler oder Äußerungen. Der Verlag bleibt im Hinblick auf geografische Zuordnungen und Gebietsbezeichnungen in veröffentlichten Karten und Institutionsadressen neutral.

Fotonachweis: [M] © eurobanks/stock.adobe.com/© Africa Studio/stock.adobe.com
Coverdesign: deblik Berlin

Springer ist ein Imprint der eingetragenen Gesellschaft Springer Fachmedien Wiesbaden GmbH und ist ein Teil von Springer Nature.
Die Anschrift der Gesellschaft ist: Abraham-Lincoln-Str. 46, 65189 Wiesbaden, Germany

Inhaltsverzeichnis

1 **Gute – böse Lebensmittelindustrie – eine Einführung**   1
  Eva-Maria Endres und Christoph Klotter

2 **Slow Food**   25
  Ursula Hudson und Angelika Elsermann

3 **Die Wahrnehmung der Lebensmittelbranche in der Öffentlichkeit**   45
  Christoph Minhoff

4 **„Einfach gut!" – Geliebte Narrative der Lebensmittelbranche in der modernen Konsumkultur**   61
  Daniel Kofahl

5 **gut | ESSEN | böse – oder – „Warum Bio nicht Bobo ist und wie Essen die Welt verändern kann"**   77
  Martin Hablesreiter und Sonja Stummerer

6 **Die Aufhebung der Lebensmittelindustrie**   93
  Jürgen Michalzik

7 **Wer hat Angst vor der Lebensmittelindustrie?**   107
  Veronica Veneziano

8   Gute-Böse Lebensmittelindustrie? 121
    Udo Maid-Kohnert

9   Negativbeschreibungen der Ernährungsindustrie zwischen
    Ideologisierung und chiffrierter Kulturkritik 135
    Jan Grossarth

Herausgeber- und Autorenverzeichnis

Über die Herausgeber

Prof. Dr. habil. Christoph Klotter studierte Philosophie, Mathematik und Psychologie in Kiel und Berlin, Dipl.-Psych., Psychologischer Psychotherapeut, seit 2001 Professur für Ernährungspsychologie und Gesundheitsförderung am Fachbereich Oecotrophologie der Hochschule Fulda; wissenschaftliche Schwerpunkte: Ernährungspsychologie, Essstörungen, Gesundheitsförderung, Ernährungsberatung, kulturwissenschaftliche Analysen.

Eva-Maria Endres ist Ernährungswissenschaftlerin (B.Sc. Oecotrophologie und M.Sc. Public Health Nutrition) und Expertin für Food-Trends, Digitalisierung und Esskultur. Sie ist Gründerin und Geschäftsführerin des Diderot Berlin, einem Veranstaltungs- und Begegnungsort für die Lebensmittelbranche, Food-Professionals und Ess-Interessierte und setzt sich für einen branchenübergreifenden Ernährungsdiskurs ein. Derzeit promoviert sie zu den Auswirkungen der Digitalisierung auf die Ernährungskommunikation.

Autorenverzeichnis

Angelika Elsermann Berlin, Deutschland,
E-Mail: architekt_elsermann@t-online.de

Eva-Maria Endres Diderot, Berlin, Deutschland,
E-Mail: e.endres@diderot-berlin.de

Jan Grossarth Frankfurt am Main, Deutschland,
E-Mail: jagr@jan-grossarth.de

Martin Hablesreiter honey & bunny productions, Wien, Österreich,
E-Mail: atelier@honeyandbunny.com

Ursula Hudson Slow Food Deutschland e. V., Berlin, Deutschland,
E-Mail: Ursula.Hudson@slowfood.de

Christoph Klotter Hochschule Fulda, Fulda, Deutschland,
E-Mail: christoph.klotter@he.hs-fulda.de

Daniel Kofahl Büro für Agrarpolitik und Ernährungskultur – APEK, Trier, Deutschland, E-Mail: kofahl@apek-consult.de

Udo Maid-Kohnert mpm Fachmedien, Pohlheim, Deutschland,
E-Mail: mpm.maid@t-online.de

Jürgen Michalzik JAM Consult, Frankfurt am Main, Deutschland,
E-Mail: michalzik@jamconsult.de

Christoph Minhoff Lebensmittelverband Deutschland, Berlin, Deutschland, E-Mail: minhoff@lebensmittelverband.de

Sonja Stummerer honey & bunny productions, Wien, Österreich

1

Gute – böse Lebensmittelindustrie – eine Einführung

Eva-Maria Endres und Christoph Klotter

1.1 Einleitung

Es ist in heutigen Zeiten in Deutschland nahezu zur Selbstverständlichkeit geronnen, der Lebensmittelindustrie zumindest zu misstrauen, wenn sie nicht gar als allmächtige Manipulationsmaschine zu begreifen, die für die Zunahme von Adipositas oder Diabetes verantwortlich sei.

Inzwischen ist diese Einstellung gegenüber „der Lebensmittelindustrie" common sense, insbesondere bei sozial besser Gestellten, die überwiegend im Bio-Laden einkaufen und ihren Kindern Süßigkeiten vorenthalten. Ihre soziale Lebenslage definiert sich unter anderem über diesen Diskurs über die böse Lebensmittelindustrie und unterstreicht ihre soziale Distinktion gegenüber sozial schlechter Gestellten, die überwiegend froh sind, einstige Luxusgüter wie Schokolade oder Fleisch trotz ihres geringen Einkommens konsumieren zu können und somit auch am sozialen Wohlstand teilhaben können.

Mit diesem Diskurs über die böse Lebensmittelindustrie wird allerdings übersehen, dass wir im Schlaraffenland leben. Einzigartig in der

E.-M. Endres (✉)
Diderot, Berlin, Deutschland
E-Mail: e.endres@diderot-berlin.de

C. Klotter
Hochschule Fulda, Fulda, Deutschland
E-Mail: christoph.klotter@he.hs-fulda.de

© Springer Fachmedien Wiesbaden GmbH, ein Teil von Springer Nature 2020
C. Klotter und E.-M. Endres (Hrsg.), *Gute – Böse Lebensmittelindustrie*,
https://doi.org/10.1007/978-3-658-26458-1_1

Menschheitsgeschichte ist in Europa in den letzten 200 Jahren, abgesehen von Kriegszeiten, das Phänomen Hunger und Hungersnot nahezu verschwunden. Wir haben eine gesetzliche, solidarisch finanzierte Krankenversicherung, eine Rentenversicherung, finanzielle Unterstützung für Arbeitslose, etc. In den letzten 200 Jahren hat sich die Lebenserwartung verdoppelt (McKeown 1982), und sie steigt stetig an. Wir werden gesünder älter, und die Krankheitstage vor dem Tod haben sich verkürzt (sogenannte Kompressionshypothese).

Mit dieser Feststellung ist jedoch die Gefahr verbunden, automatisch zum blinden Apologeten der Lebensmittelindustrie zu werden. Bereits jetzt ist zu sehen, wie wir es lieben, dichotom zu denken, über zwei Kategorien zu verfügen: gut und böse, und selbst im Lager der Guten zu sein.

Natürlich hat die Lebensmittelindustrie Probleme mit produziert wie die erheblich mangelhafte Nachhaltigkeit der Fleischproduktion. Aber es sind die Konsumenten, von denen nicht wenige auf täglich Fleisch und Wurst bestehen, die sich eine andere Form der Ernährung nicht vorstellen wollen und können.

Und schon sind wir bei der kulturellen Bedeutung von Fleisch in der Menschheitsgeschichte. Fleisch steht für Überleben, Wohlstand, soziale Macht und das männliche Geschlecht. Wer Fleisch isst, weiß darum und demonstriert dies (Mellinger 2000).

Für die überwältigend große Mehrheit der Deutschen war vor 200 Jahren täglicher Fleischkonsum undenkbar. Erst im Lauf der Zeit wurde der Sonntagsbraten zu einer tendenziellen Selbstverständlichkeit. Durch die Industrialisierung der Fleischproduktion und damit verbundenen erschwinglichen Preisen wurde dann in der Nachkriegszeit in Deutschland täglicher Fleischkonsum für fast alle möglich. Er bedeutete und bedeutet damit auch Teilhabe am allgemeinen Wohlstand.

Um sich heute anders sozial abgrenzen zu können als über den Fleischkonsum, tendieren dann wiederum die sozial besser Gestellten zu Vegetarismus und Veganismus.

So erkennen wir sofort ein Zusammenspiel zwischen kulturellen Entwicklungen, den damit verbundenen Konsumentenwünschen und der immensen Fleischproduktion.

Mit dieser Argumentationsfigur soll die Lebensmittelindustrie nicht aus der Verantwortung entlassen werden. Es soll nur aufgezeigt werden, dass die alleinige Schuldattribuierung an die Industrie nicht funktioniert.

Der französische Philosoph Michel Foucault hat in einem seiner Frühwerke „Die Ordnung der Dinge" (1974) aufgezeigt, dass jede menschliche Epoche bestimmte Wahrheitsspiele entfaltet, die darüber entscheiden, was als wahr und was als falsch gilt. Jede Epoche entwickelt bestimmte Diskurse, Argumentationsfiguren, die das Wahre vom Falschen trennen. Sie haben keinen Autor, vielmehr entwickeln sie sich kollektiv. Die Diskurse einer Epoche bestimmen dann, was gesagt werden darf und was nicht. Sie produzieren und festigen darüber hinaus Machtstrukturen. Macht hat dann derjenige, der die gesellschaftlich akzeptierten Wahrheiten wiederholt und damit die derzeitigen Machthaber bestätigt. Schwer haben wird es immer derjenige, der versucht etwas anderes zu behaupten.

Foucaults Diskurstheorie kann am Beispiel Fettleibigkeit verdeutlicht werden. Es gehört zu unserem Diskurs über Körperideale, dass im europäischen Raum ein schlanker, durchtrainierter Körper das Ideal darstellt. Dies geht auf das antike Ideal der Mäßigung zurück. In der Antike galt ein schlanker Mensch als Mensch, der sich mäßigen kann, der seine körperlichen Gelüste und sich selbst unter Kontrolle hat, der sich nicht ständig dem Exzess hingibt (Endres 2012). Schlanken Menschen werden daher Attribute wie fleißig, zuverlässig oder zielstrebig zugeschrieben und wohlbeleibten Menschen die Gegenteile – auch wenn es nicht unbedingt der Wahrheit entspricht. Diese gesellschaftliche Überzeugung gilt bis heute, es hat sich in unser kollektives Gedächtnis eingebrannt.

So ist es dann selbstverständlich, dass Adipöse eine Gefahr für die Gesellschaft darstellen: Sie haben schlimme Folgeerkrankungen und belasten das Gesundheitssystem, achten viel weniger auf sich und so weiter. Fettleibigkeit ist damit das ideale Feindbild im vorherrschenden Diskurs. Obwohl dies eigentlich nie wissenschaftlich abgesichert wurde. Im Gegenteil – die Epidemiologin Katherine Flegal und Kollegen (2007, 2009, 2010, 2013) untersuchten in großen Metaanalysen der NHANES-Studien die Erkrankungshäufigkeit und Sterberate in Abhängigkeit zur Fettleibigkeit. In diese Analysen sind über 2 Mio. Personendaten aus einem Untersuchungszeitraum von über 30 Jahren (1971–2004) eingeflossen, mit dem Ergebnis, dass Übergewichtige die höchste Lebenserwartung und die geringsten Erkrankungshäufigkeiten hatten. Erst eine sehr starke Fettleibigkeit (BMI >35) hatte signifikante Auswirkungen auf Erkrankungsrate und Sterblichkeit. Flegal gehört damit zu denjenigen, die versuchen etwas anderes zu behaupten, und hat es schwer ihre Ergebnisse in einer breiten Öffentlichkeit zu platzieren. Während vergleichsweise kleine und wissenschaftlich schwache Studien über die schlimmen Folgen von Übergewicht sogleich von namhaften Tageszeitungen porträtiert werden, ist von Flegal wenig zu lesen. Vergleichbare Daten wie in der Gruppe der stark Fettleibigen waren übrigens in der Gruppe der Untergewichtigen zu finden. Doch warum werden Untergewichtige dann nicht zur gesellschaftlichen Risikogruppe erklärt?

Weil es der Diskurs über Körperideale verbietet. Es passt einfach nicht zu unserem vorherrschenden Schlankheitsideal, auch wenn Untergewicht ein viel größeres gesundheitliches Risiko darstellt als leichtes Übergewicht.

Welche Folgen hat ein derartiger Diskurs? Es ist zunächst beruhigend und einfach, ein gesellschaftliches Feindbild zu haben. Es lässt uns die Bevölkerung in verschiedene Gruppen einteilen, und einige stehen dann auf der Seite der Guten und andere auf der Seite der Bösen. Das macht ein gesellschaftlich so wichtiges Thema wie Gesundheit skalierbar. Obwohl Gesundheit extrem individuell ist und von zahlreichen Einflussfaktoren abhängt, kann es dann auf eine einfache Kategorie heruntergebrochen werden. Zugleich sorgt dieser Diskurs dafür, dass Fettleibige zu der in unserer Gesellschaft am meisten diskriminierten Bevölkerungsgruppe gehören *und* sie sind darüber hinaus die einzige Gruppe, die sich gegen ihre Diskriminierung nicht zur Wehr setzt (Zimmer 2010). Im Gegenteil, eigentlich finden sie es ganz richtig, dass sie wegen ein paar Kilos zu viel benachteiligt werden.

Der Diskurs über die Lebensmittelindustrie funktioniert vergleichbar.

Dann sind beispielsweise alle überzeugt, dass der Konsum von Zucker zu Adipositas führt, die Diabetes zur Folge hat, und daher der Tod alsbald eintreten wird. Empirisch lässt sich das nicht hinreichend belegen. Aber dies beeindruckt fast niemanden. An dem Diskurs über den teuflischen Zucker wird ungerührt festgehalten.

1.2 Der Diskurs über Zucker zum Beispiel im „Spiegel"

Bevor der heute übliche Diskurs über den Zucker vorgestellt werden soll, muss kurz die Kultur- und Produktionsgeschichte des Zuckers skizziert werden.

Eine wichtige evolutionäre Programmierung des Menschen ist: Esse und trinke so viel Du kannst, wann immer es verfügbar ist! Esse vor allem energiedichte Lebensmittel wie Fett und Zucker! Sie sichern das Überleben.

Hätte sich die Spezies Mensch in ihrer Geschichte an die Regeln der DGE gehalten und eine große Vorliebe für Gemüse entwickelt, während Fettes und Süßes außen vor geblieben wäre, sie hätte nicht überlebt.

Zucker steht zudem, ebenfalls genetisch programmiert, für ungiftig. Süßes steht für die reife Frucht und für den gefahrlosen Verzehr. Wer Zucker isst, vergiftet sich nicht und überlebt. Das erste Lebensmittel, das wir zu uns nehmen, ist fett und süß. Muttermilch ist nicht nur eines der unbedenklichsten und nahrhaftesten Lebensmittel, wir verbinden es intuitiv mit Wärme, Geborgenheit und Sicherheit. Und dies geschieht nicht erst in den ersten Lebensmonaten eines Menschen. Bereits im Mutterleib sorgt unsere genetische Programmierung dafür, dass wir Süßes bevorzugen. So schlucken Embryonen mehr Fruchtwasser, wenn dieses mit einem süßen Geschmacksstoff angereichert wird, und weniger, wenn es mit einem bitteren Stoff angereichert wird (Stüber 2016).

Bereits damit wird klar, wie wichtig Zucker für die Menschen ist.

Nach dem Klassiker von Mintz (1987) spielten Früchte und Honig vor 1650 in Europa eine sehr geringe Rolle bei der Ernährung. Zucker galt damals als absoluter Luxus, als Rarität, als Gewürz und als Medizin. Ab diesem Zeitpunkt nahm der Zuckerkonsum zu, bis er dann 150 bis 200 Jahre später zum Alltagsprodukt wurde.

Der Zucker, angebaut in der Karibik, verarbeitet in Europa, wurde zu *dem* Katalysator des entstehenden (Handels-)Kapitalismus. Zucker ist *das Symbol des Kapitalismus*. Wer den Kapitalismus ablehnt, hat dann folgerichtig auch etwas gegen Zucker. Wenn heute Zucker diabolisiert wird, dann ist zu vermuten, dass dies mit der Kritik am Kapitalismus verbunden ist.

In diesem Zusammenhang muss darauf hingewiesen werden, dass es zwar Kapitalismus ohne Demokratie gibt, jedoch nicht Demokratie ohne Kapitalismus. Wer den Kapitalismus abschaffen will, beabsichtigt potenziell Vergleichbares mit der Demokratie.

Das historisch wachsende Verlangen nach Zucker resultierte aus einem zunehmenden Luxusbedürfnis an den europäischen Höfen (Mintz 1987; Sombart 1992). Der Zuckerkonsum und das Gießen von Figuren aus flüssigem Zucker demonstrierte die neue Luxuskultur an den Höfen. Zusammen mit dem Kaffee und dem Tee löste er die Droge Alkohol an den Höfen anteilig ab. Es waren übrigens die Frauen, die dies durchsetzten.

Der Zucker entwickelte sich von einem Symbol der oberen Stände zu einem einer gleicher werdenden Gesellschaft, in der allmählich alle über den alltäglichen Konsum des Zuckers am allgemeinen Wohlstand teilhaben und dies demonstrieren konnten – vergleichbar mit dem Fleischkonsum.

In der aktuellen Verteufelung des Zuckers schwingt damit potenziell die Kritik an einer gleicher gewordenen Gesellschaft mit.

Die Verteufelung des Zuckers ist anteilig Klassenkampf von oben, so bei Blech in einer Titelgeschichte des „Spiegel" (Nr. 15/7.4.2018). Es sind die sozial besser Gestellten, die die *Wahrheit* über den Zucker *endlich* verkünden und implizit diejenigen verachten, die dieser *Droge* noch nicht entsagt haben (die sozial schlechter Gestellten). Die Schlagzeile der Titelgeschichte lautet: „Wie Zucker den Körper vergiftet und die Zuckerlobby die Wahrheit über den Stoff verschleiert". „Vergiftet" – mit diesem Term wird die Paranoia angeregt. Nahrungsaufnahme ist prinzipiell mit Paranoia verknüpft, weil der Mund *das* Einfallstor des Fremden und potenziell Giftigen ist. Diese paranoische Befürchtung wird im Titel zum unumstößlichen Faktum umgedeutet. Dann nimmt es nicht wunder, wenn Zucker zum „Stoff" uminterpretiert wird. „Stoff", das ist dann eine Metapher für eine Droge wie Heroin. Er macht umgehend süchtig, führt zu kriminellem Handeln, verpfuscht und verkürzt das Leben.

Wir sehen uns konfrontiert mit einer dramatischen Neuinterpretation des Zuckers. Aus einem Luxusprodukt, aus einem energiedichten Lebensmittel, das mit dazu beigetragen hat, eine kalorisch ausreichende Ernährung der gesamten Bevölkerung zu ermöglichen und damit die Lebenserwartung in Europa zu verdoppeln (McKeown 1982), wird ein Gift, eine Droge. Damit wird der Bezug zur Geschichte abgeschnitten, es fließt in die Bewertung des Zuckers nicht ein, eine abwägende rationale Argumentation findet nicht statt. Möglicherweise könnte man nun sagen: „Die Artikel müssen sich eben verkaufen. Für rationale Argumentation ist in der heutigen Welt des Journalismus kein Platz. Da muss mit harten Bandagen gekämpft werden und Artikel müssen so aufgemacht werden, sonst verkauft sich das nicht." Damit wird dem irrationalen Populismus jedoch Tür und Tor geöffnet.

Zu diesem Populismus gehört das dichotome Denken (dort die „Bösen" und hier die „Guten") und entsprechend das Fahnden nach den Hintermännern, nach den Machern des Bösen. Und schon sind die gefunden: die Zuckerlobby, eigentlich die Zuckermafia, die selbstredend „verschleiert", hinters Licht führt, manipuliert, heimtückisch manipuliert. Wir sollten sie festnehmen und ins Gefängnis stecken. Lebenslänglich. Damit *sie* wissen, was sie *uns* angetan haben.

Auf dem Titelbild prangt der Ausruf „Süßes Gift". Untertitel: „Wie die Zucker-Lobby uns belügt und verführt". Es ist doch eigenartig, dass Menschen, die Handys bedienen können, Auto fahren können, einem Beruf nachgehen, eine Schulbildung haben, sich einfach belügen und verführen lassen. Sie sind in vielen Lebensbereichen kompetent. Nur im Supermarkt oder im Restaurant regredieren sie zu Kleinstkindern, die von nichts eine Ahnung zu haben scheinen.

1.3 Dichotomes Denken

Es ist nicht als persönlichen Angriff zu werten, einen Autor wie Blech herauszugreifen, denn alle Journalisten schreiben in den letzten Jahren denselben Text. Es ist ein Diskurs gleichsam ohne Autor. Deshalb sollte mit

Blech dieser Diskurs nur kurz beleuchtet werden, dieser radikal dichotome Diskurs, der, wie erwähnt, dazu einlädt, genauso dichotom zu denken: als Gegner der Gegner der Lebensmittelindustrie.

Jullien (2005) begreift dichotomes Denken zu Recht als eine faule Bequemlichkeit,

> „die in jedem Dualismus steckt. Jene Bequemlichkeit, die hier darin besteht, in das fortlaufende Gewebe der Handlungen und Verhaltensweisen hineinzuschneiden, dabei die Querfäden zu zerstören und nicht mehr auf die Übergangslinie zu achten, wo man von vorne nach hinten, von links nach rechts wechselt. Jene Bequemlichkeit folglich, die darin besteht, jede der beiden Seiten zu isolieren und Licht und Schatten, gleich zwei antithetischen Welten, in zwei Lager zu scheiden, kurzum, beide auf eine eigene Entität zurückzuwerfen und aus ihnen Rollen zu machen: Gut – Böse." (S. 53 f.)

Natürlich kann es erleichternd und tröstlich sein, (vermeintlich) auf der Seite des Guten zu stehen und das Böse zu verdammen, aber der Beurteilung der Sache ist es nicht dienlich, weil die Realität dem dichotomen Schema nicht folgt und jede Sache positive wie negative Aspekte hat. Diese gilt es anzuschauen und damit die Komplexität zu akzeptieren, die unsere Welt hat.

1.4 Schuld vermeiden

Nach Freud ist Essen ein oral-sadistischer Akt. Wir Menschen überleben nur, wenn wir andere Lebewesen vernichten, zerkleinern. Das betrifft tierische Produkte genauso wie pflanzliche. Dies löst stets Schuldgefühle aus, auch beim Verzehr von nur pflanzlichen Lebensmitteln. Veganer, die der Idee nachhängen, sich nicht schuldig zu machen, sitzen einer Illusion auf. Essen ist ein gewalttätiger Akt.

Schuldverarbeitung bei den sogenannten primitiven Menschen bestand und besteht darin, den Göttern etwas zu opfern. Damit wurde die Schuld anerkannt und um Verzeihung gebeten. Die Götter wurden gleichsam bestochen, auch in der Hoffnung, dass sie, gnädig gestimmt, den Menschen wieder etwas zu essen geben werden.

Heute haben wir nur noch das Erntedankfest, das vermutlich für die meisten keine Rolle mehr spielt.

Wir erkennen die Schuld am Essen nicht mehr an, weil wir uns in der Moderne als vernünftige und überwiegend gute Wesen definieren, weit entfernt vom gierigen, bluttriefenden Tier. Wer gut ist, kann sich nicht schuldig machen (Klotter 2018).

Aber irgendwohin müssen wir die Schuld hinschieben. Sie ist ja schließlich auf einer unbewussten Ebene da. Die unbewusste Logik sagt: Wenn ich die Schuld nicht tragen will, dann muss ich sie jemand anderem in die Schuhe schieben. Die Lebensmittelindustrie bietet sich hierfür vortrefflich an, arbeitet sie doch tatsächlich mit Zusatzstoffen und künstlichen Aromen und blendet Werbespots mit Süßigkeiten in Kindersendungen im Fernsehen ein.

Das Problem ist hierbei, dass nach einer Nachfolgerin von Freud, Melanie Klein, ohne Anerkennung von Schuld es kein Bemühen um Wiedergutmachung gibt. Dann ist mir das Tier-Wohl in der Tat egal. Mir ist nur wichtig, dass das Fleisch günstig ist. Hätte ich ein Schuldgefühl, dann würde ich vielleicht eher darauf achten, welches Fleisch ich kaufe.

Bewusstes Schuldgefühl vermag auch die Dankbarkeit gegenüber Lebensmitteln zu erhöhen. Wir könnten dann unglaublich froh darüber sein, wie gut es uns nutritiv geht. Aber davon ist in unseren Breitengraden nur noch wenig zu spüren. Wer Essen nicht schätzt, isst eher nebenbei mit geringem Zeitaufwand, isst eher alleine, kocht seltener als früher (Spence 2018).

Wir fassen diesen Abschnitt zusammen: Anerkennung von Schuld und Dankbarkeit führen zu dem Bemühen um Wiedergutmachung. Dann schaue ich mir nicht TV-Sendungen über Tierleid an, sondern ich gestalte mit. Ich greife ein. Ich erwerbe das Fleisch zum Beispiel, das – um einen durchaus legitimen Gemeinplatz zu benutzen – von dem Landwirt, den ich kenne, stammt.

1.5 Industrialisierung der Lebensmittelproduktion und Gesundheit

Der weiter oben erwähnte Diskurs enthält die Überzeugung, dass die Ernährungskompetenz insgesamt abgenommen habe und dass ernährungsbedingte Erkrankungen wie Adipositas oder Diabetes 2 zunähmen. Wir gehen also fast alle davon aus, dass unser Ernährungsstatus überwiegend schlecht ist.

Diese Annahme ist jedoch nur möglich, wenn wir unsere Augen bezüglich unserer Vergangenheit fest verschließen. Noch vor 200 Jahren waren unsere Vorfahren immer wieder von Hungersnöten bedroht, Unter- und Mangelernährung waren Massenphänomene. Die Lebenserwartung war im Vergleich zu heute nur halb so hoch – insbesondere deshalb, weil die Menschen nicht genug zu essen hatten. Daher können wir (in den Industrieländern) uns glücklich preisen, welche insgesamt großartigen Ernährungsbedingungen wir haben – einzigartig in der Menschheitsgeschichte. Verantwortlich hierfür ist sicherlich eine Orientierung an ernährungswissenschaftlichen Erkenntnissen zum Beispiel bezüglich der Vitamine, aber noch viel wichtiger ist eine insgesamt ausreichende Ernährung. Wir leben im Schlaraffenland und bewerten unsere Ernährungssituation düster.

Natürlich ist die sogenannte Überflussgesellschaft *eine* Voraussetzung für die Verbreitung von Adipositas. Natürlich ist die Ernährungskompetenz zurückgegangen, weil nicht wie noch im 19. Jahrhundert über 80 % der Deutschen Bauern sind, sondern nur noch maximal 5 %, die deutlich mehr an Lebensmitteln produzieren als die 80 % von früher. Aber diese historischen Entwicklungen haben nun einmal zentral mit dazu beigetragen, unsere Gesundheit so zu fördern, dass wir viel älter und viel gesünder älter werden als früher. Nicht zu vergessen ist auch, dass Convenience Food und häufigere Außer-Haus-Verpflegungsangebote eine wichtige Voraussetzung für die Emanzipierung der Frau ist. Erst sie haben es ermöglicht, dass Frauen nicht mehr mit Einmachen, Fermentieren, Kochen oder Backen im Haushalt beschäftigt sind, sondern eine eigene Karriere verfolgen können. Wenn wir heute umgekehrt eine Rückkehr zu mehr Kochkompetenz fordern, muss berücksichtigt werden, auf dem Rücken welcher Personen das wohl ausgetragen wird.

Gleichsam intuitiv wird für das heutige Mehr an Gesundheit, für das erhebliche Mehr an Lebenserwartung die Medizin verantwortlich gemacht. Neue Medikamente wie die gegen HIV oder bessere Operationstechniken werden hierzu etwa assoziiert. Es ist also in das allgemeine Bewusstsein nicht vorgedrungen, dass McKeown (1982) vor etlichen Jahrzehnten etwas ganz anderes festgestellt hat.

„Ich glaube, für die meisten Krankheiten gilt, dass ihre Verhütung durch die Bekämpfung ihrer Ursachen billiger, menschlicher und wirkungsvoller ist als ein behandelnder Eingriff nach ihrem Eintreten. Diese Behauptung erscheint im Hinblick auf die Geschichte der Medizin vielleicht trivial, doch ist sie meines Erachtens als Zukunftsperspektive umso begründeter." (McKeown 1982, S. 11)

Die Idee von Prävention und Gesundheitsförderung, dass Krankheiten verhindert und Gesundheit gefördert werden kann, erhält so ihre historische Absicherung. McKeown streicht heraus, dass in der Geschichte der Menschheit genau mit dieser Idee am wirksamsten Krankheiten verhindert werden konnten.

„Auch habe ich mich sorgfältig mit jener Kritik an meiner Schlussfolgerung auseinandergesetzt, nach der die Haupteinflussnahme auf Gesundheit – Ernährung, Umwelt und Verhalten – außerhalb des medizinischen Versorgungssystems liegen, d. h., mit medizinischem Handeln wenig zu tun haben." (1982, S. 13)

Um die Bedeutung der Ernährung herauszustreichen, zitiert McKewon *den* französischen Mentalitätsgeschichtsschreiber, Fernand Braudel, der sein halbes Leben die Welt des Mittelmeers erforscht hat und zur Epoche des spanischen Herrschers, Philippe II, schrieb:

> „Landwirtschaft und Bodenerträge, also Nahrungsbeschaffung und Bevölkerungsgröße, bestimmen das Schicksal dieses Zeitalters. Die landwirtschaftliche Produktion war sowohl langfristig wie kurzfristig entscheidend. Konnte sie die Last einer steigenden Bevölkerung und den Luxus einer städtischen Kultur tragen, die so glänzend war, dass sie von anderen Bereichen ablenkte? Für jede folgende Generation war dies das drückende Tagesproblem. Alles andere fällt daneben offenbar der Unbedeutendheit anheim." (S. 15)

Wir haben heute dem Anschein nach vollkommen vergessen, wie entscheidend die von Braudel eindringlich beschriebene Produktion von und die Versorgung mit Lebensmitteln sind. Alles andere ist für die Menschheit gleichsam unbedeutend.

Mit diesem Vergessen oder Verdrängen geht die Dankbarkeit gegenüber Lebensmitteln verloren.

Es ist nicht nur das fehlende Wissen über den Klassiker McKeowns „Die Bedeutung der Medizin", das uns veranlasst, die Medizin hoch zu schätzen und unsere Ernährungssituation als großes Problem zu begreifen. Wir könnten vermuten, dass der Mensch zum glücklich sein nicht taugt, dass er eben gerne jammert, am liebsten über die böse Überflussgesellschaft und die teuflische Lebensmittelindustrie. Wir ertragen es offenbar nicht, zufrieden sein zu können.

McKeown: „Vor allem sollte bedacht werden, dass sich die Lebensbedingungen in den letzten drei Jahrhunderten stärker verbessert haben als in allen Epochen menschlicher Geschichte. Das chronische Problem der Unterernährung wurde für große Bevölkerungsgruppen gelöst …" (ebd., S. 27). Als hätten wir vollständig den Verstand verloren, ignorieren wir diese Revolution. So lautet dann die Zeitdiagnose des Menschen von heute in unseren Breitengraden: körperlich fit, psychisch verblendet. „Es wird gezeigt, dass der Rückgang der Sterblichkeit, der als Hauptindiz für eine Verbesserung der Gesundheit gelten kann, im Wesentlichen auf einer Verminderung der Todesrate durch Infektionskrankheiten beruht. (Die einzigen nichtinfektiösen Todesursachen, die vor dem 20. Jahrhundert anscheinend wesentlich zurückgegangen sind, sind Kindesmord und Hungertod.)" (ebd., S. 32).

Ja, es war früher nicht unüblich, an Hunger zu sterben. Und es war auch nicht ungewöhnlich, die neu geborenen Kinder umzubringen, weil es einfach nicht genug zu essen gab. Und Ovulationshemmer gab es noch nicht.

McKeown macht eine einfache Rechnung auf: Der Tod durch Infektionskrankheiten wird massiv begünstigt durch Unterernährung. Wer nicht genug zu essen hat, stirbt viel leichter an Infektionen. Der Rückgang der Infektionserkrankungen verdankt sich demnach nicht den Medikamenten der modernen Medizin, sondern der ausreichenden Ernährung, die im Wesentlichen auf der viel geschmähten Industrialisierung der Lebensmittelproduktion beruht. Um dies nochmals zu pointieren: Das Geheimnis eines guten Schutzes gegen Bakterien und Viren liegt weniger in der Aufnahme von Vitaminen, denn in der ausreichenden Versorgung mit Kalorien aus Kohlehydraten, Proteinen und Fette. Das ist die Pflicht, und die Kür sind Vitamine.

Wir fassen diesen Abschnitt zusammen: Wenn wir anerkennen, dass wir im Schlaraffenland leben, dann haben wir fundierte Koordinaten für einen kritischen Dialog, zum Beispiel mit der Lebensmittelindustrie. Schlaraffenland schließt überhaupt nicht aus, dass vieles noch zu tun ist, vor allem bezüglich der ökologischen, ökonomischen und sozialen Nachhaltigkeit.

1.6 Das *System*, in dem wir leben – eine eher von Affekten durchdrungene Kritik an ihm

Ein Ausdifferenzierungsprodukt der Industrialisierung ist die entstehende Liebe zur Natur. Es müssen die ersten Schornsteine rauchen, um die Unberührtheit und Schönheit der Natur zu entdecken. Das betrifft insbesondere Deutschland, ein Land, in dem der erste Großstadt-Roman erst Anfang des 20. Jahrhunderts geschrieben wird („Berlin Alexanderplatz" von Alfred Döblin).

Wie sehr die Liebe zur Natur fast allen zu eigen ist, belegt die Werbung für Lebensmittel, deren bildlicher Hintergrund überwiegend die schöne Natur ist.

Die Liebe zur Natur transformiert sich in das Konstrukt natürlicher Lebensmittel, was auch immer das bedeuten mag.

Mit diesem äußerst beliebten Konstrukt kann die Lebensmittelindustrie doch nur als *natürlicher* Feind begriffen werden.

Die Kritik an der Lebensmittelindustrie lässt sich auch einordnen in eine mehr oder weniger fundamentale Kritik an unserer Gesellschaft. In ihrer simpelsten Form ist sie eine Kritik am sogenannten Kapitalismus. Die Vielschichtigkeit gesellschaftlichen Geschehens wird auf einen Faktor zurückgeführt: auf die Ökonomie. Bereits Weber (1993) und Sombart (1992) haben dieses schlichte Modell vor ca. 100 Jahren erweitert. Der eine reklamierte die protestantische Ethik als Mitverursacherin des Kapitalismus, der andere führte die Entstehung des Kapitalismus *auch* auf die Luxusproduktion zurück.

Die Kritik an der Lebensmittelindustrie lässt sich dann auch interpretieren als mehr oder weniger latente Kritik an dem *System,* in dem wir leben. Dann wäre diese Kritik eher ein Vorwand, um eine fundamentalere an unserer Gesellschaft mit reinzupacken.

Unser *System,* die europäische Moderne (seit 200 Jahren Demokratie, Gewaltenteilung, Menschenrechte, Bildung für alle) wird durch die philosophische Aufklärung mit bestimmt.

Kant (1974) führt einerseits Sokrates, der auf die Selbstständigkeit und Unabhängigkeit der individuellen Urteilsbildung gegenüber dem Staat gepocht hat, fort: Aufklärung ist der Ausgang aus der selbst verschuldeten Unmündigkeit; nicht das denken, was die anderen denken, was die Tradition vorgibt; andererseits fordert Kant: Jeder Bürger hat seinen bürgerlichen Pflichten nachzukommen, da gibt es keine Wahl.

So ist es für uns Pflicht, von der Wiege bis zur Bahre maximal gesund zu bleiben, um arbeitsfähig zu sein und um der Solidargemeinschaft nicht mit hohen Krankheitskosten zur Last zu fallen.

Pflicht und gesellschaftliche Verantwortung sind nicht durchgehend geschätzt, weil unter anderem das limbische System in unserem Gehirn bedingungslos Belohnung fordert; in der sogenannten Überflussgesellschaft ist Essen die naheliegendste und fast stets verfügbare Belohnung.

Da wir ungerne selbst an etwas schuld sind, zeichnen wir die Lebensmittelindustrie dafür verantwortlich, dass wir potenziell zu viel essen und trinken. Sie verführt uns permanent und verdunkelt selbst unseren Verstand, indem sie eine üble Manipulationslinie fährt. Wir sind also im Sinne Kants sogar unmündig.

So sehen wir uns gerne. Wir geben die Eigenverantwortung ab. Schuld sind die anderen.

Der französische Aufklärer, Denis Diderot (2013), hat ein eigenes aufklärerisches Programm entwickelt. Seine gesellschaftspolitische Vision kommt einer Säkularisierung des Urchristentums gleich: Alle Menschen sind gleich, üben sich in Nächstenliebe, in gegenseitigem Respekt. Diderot wendet sich ähnlich wie Kant gegen Obrigkeitsdenken; nach ihm führt die aufgeklärte Gesellschaft einerseits zu mehr Sittlichkeit, andererseits zu mehr (ökonomischer) Nützlichkeit; nicht mehr der Stand bestimmt, wer welchen Wert und Form der sozialen Anerkennung hat, sondern letztere hängt vom individuellen Bewähren ab. Es geht dann darum, der Gesellschaft zu dienen und ihr nützlich zu sein – wie schon erwähnt, von der Wiege bis zur Bahre.

Mit Kant und Diderot entsteht eine Universalisierung *der* Sittlichkeit, die also weltweit für alle gelten soll; es verstärken sich die normativen Erwartungen gegenüber den Bürgerinnen und Bürger, die die Gesellschaft zusammenhalten; die freiwillig eingehalten werden, um ein anerkanntes Mitglied der Gesellschaft zu sein, um den eigenen narzisstischen Ansprüchen gerecht zu werden (Lotter 2012).

Diderot findet es dann richtig, dass Friedrich II höchst persönlich den „Anti-Seneca" La Mettries ins Feuer wirft (Laska 2004). Denn La Mettrie plädiert für den individuellen Lustgewinn als Wegweiser für das eigene Leben; was für Diderot wenig mit Sittlichkeit zu tun hat; de Sade spricht sich ebenfalls für das Ausleben der eigenen Natur aus, die eben auch böse ist. Er kämpft gegen Gewissen und Gesetz. Für die Aufklärer sind diese beiden Autoren demnach persona non grata.

Sich bewähren – auch das *klingt* nicht nur nach viel Pflicht und Zwang. Es *ist* viel Pflicht und Zwang. Zu viel Pflicht und Zwang. Fast jeder Mensch findet Fluchtlinien daraus. Der eine raucht viel, der andere feiert zu lange, die Dritte wird gerne krank, die Vierte scheidet mit 50 aus dem Berufsleben aus. Die sittliche Gemeinschaft wird angestrebt und zugleich anteilig untergraben.

Zudem: Ist heute genau definiert, was es heißt, sich zu bewähren? Haben wir uns bewährt, wenn wir ein Leben lang im Niedriglohnsektor gearbeitet haben? Hat sich Michael Jackson bewährt? Im Grunde wissen wir gar nicht (mehr) genau, was es heißt, sich zu bewähren.

Wenn nicht mehr ganz klar ist, was es bedeutet, sich zu bewähren, dann gibt es eigentlich nur noch ein sicheres Mittel, sich zu bewähren: diejenigen zu verdammen und zu hassen, die sich dem Anschein nach nicht bewähren. Zu diesem Lager gehört offenkundig die Lebensmittelindustrie. Wer sie hasst, hat sich bewährt. So einfach ist das.

Doch aufgepasst: Wir erleben die Lebensmittelindustrie mit einem doppelten Antlitz: Sie ist ja super effektiv und erfolgreich, ja fast übermächtig und deshalb ablehnenswert, und zugleich verlangen wir nach ihren Produkten, wenn wir uns vor lauter Pflichterfüllung *gestresst* fühlen, was wir eigentlich nicht akzeptieren. Gestresst sein, ist doch ein Indikator für die individuelle Schwäche. Und die Lebensmittelindustrie wird mit dieser Schwäche unbewusst assoziiert.

Das partielle Verfehlen einer sittlichen Gemeinschaft im Sinne Diderots könnte auch darauf zurückgeführt werden, dass die *eine* Sittlichkeit totalitäre

Züge annimmt. Unterschiedliche Vorstellungen von Moral, unterschiedlich umgesetzte Entwürfe von Moral sind dann nicht mehr möglich. Diese totalisierende Sittlichkeit vermag Widerstand zu produzieren – einen Widerstand, der dann als gerechtfertigt erscheint. „Nieder mit …", wird dann trotzig und triumphatorisch ausgerufen. Revolutionäre Bewegungen leben diese Haltung, um dann im Nachhinein noch viel mehr Gesetze zu erlassen. Jedes potenzielle Vergehen oder Verbrechen bekommt dann ein hohes Maß an Legitimation. Ein Anschlag auf eine sogenannte Massentierhaltung ist dann nicht nur okay, sondern moralisch gut.

Wir müssen nicht unbedingt einen Anschlag planen, es reicht aus, eine innere Tendenz dazu zu haben. Und haben wir die nicht alle? Ein bisschen?

Die *eine* Sittlichkeit bedeutet, dass die Lebensmittelindustrie unter *einem* Gesichtspunkt angeschaut wird: dem, dass sie aus Profitgier manipuliert und verführt. Dass es eine umfangreiche Lebensmittelgesetzgebung gibt, wird übersehen. Dass wir eine in der Menschheitsgeschichte einzigartige Lebensmittelsicherheit haben, wird freundlich vergessen.

Die eben erwähnten normativen Erwartungen lassen sich auch verstehen als Geschwisterkinder der Normierung im Sinne Foucaults (1977) – eine der modernen Machttechnologien, die die feudale Ordnung ersetzen sollen. Die Normierung setzt an den Körpern an, vermisst sie, errichtet Norm und Verteilung und schafft einen geordneten und disziplinierten Gesellschaftskörper.

Das Schlankheitsideal und der BMI fungieren heute als Normen. Ihr Feind ist selbstredend die Lebensmittelindustrie, die ihr Einhalten tendenziell verunmöglicht, so die Sicht derjenigen, die sich nicht schlank genug fühlen, und wer fühlt dies nicht? Eine ganze Armee von Menschen, die sich zu dick erleben, macht dafür die Lebensmittelindustrie verantwortlich und die Überflussgesellschaft, für die in der Tat die Lebensmittelindustrie die Ursache bildet.

Jetzt wird zudem verständlich, warum diese Industrie quasi ungehemmt und wie selbstverständlich gehasst wird. Sie ist daran schuld, dass ich meinen inneren Schweinehund nicht überwinden kann.

Und schon wieder hat Foucault Recht. Die Macht arbeitet auch positiv. Ich bin mit dem Schlankheitsideal identifiziert, mit einer an sich leeren und willkürlichen Norm. Ich kann den Kapitalismus ablehnen und bin zugleich *System*träger.

Die Aufklärung verfestigt eine Vision eines vom Willen und der Vernunft gesteuerten menschlichen Wesens, das die Leidenschaften im Schach zu halten vermag, das Herr über das Unbewusste ist, wenn dies überhaupt existiert. Die Etablierung des rigorosen Über-Ich, das den modernen Menschen lenkt, lenken soll (Elias 1978; Weber 1993) ist die Basis dafür, dass Menschen in der Moderne den selbstverständlichen Anspruch an sich haben, ihren Körper kontrollieren zu können. Dieser Anspruch fundiert den eben skizzierten *System*träger.

Den Körper nicht oder nur anteilig kontrollieren zu können, ist eine Frechheit, an der, wie gesagt, jemand Schuld haben muss: die Lebensmittelindustrie. Auch deshalb wird sie leidenschaftlich gehasst.

Fassen wir zusammen: Das bürgerliche Leben in der Moderne als Pflichterfüllung, als sich bewähren, als nützlich sein, als vernunftbestimmt löst also einen erheblichen Widerstand aus, provoziert Widerstandsbewegungen.

Bisher haben wir eher die impliziten, die verdeckten ausgeführt.

Weiter unten wird noch näher auf explizite Gegenbewegungen wie Romantik, Gnosis, Lebensreformbewegung eingegangen.

1.7 Rationale Kritikfiguren

Nun erst einmal ein knapper Überblick über die nicht mehr affektiv erlebten, also den rational gefassten Widerstandsbewegungen.

Wichtig ist bei dieser Durchschau, diese Kritiken nicht am anderen Ufer zu verorten, sondern als potenzielle Elemente im eigenen Erleben und Denken.

Einer der Kritikpunkte richtet sich gegen den Utilitarismus und die protestantische Ethik, die dazu aufruft, im Wesentlichen nur zu arbeiten und Müßiggang und Laster zu meiden. Die Inszenierung einer Party-Gesellschaft ist dafür der Prototyp des hedonistischen Protests.

Party ja! Aber bitte nur mit Bikini-Figur und Waschbrettbauch. Also: Die Party-Gesellschaft wird nahezu ausgebremst von dem vorherrschenden Schlankheitsideal. Die Party-Gesellschaft ist grundlegend eingeklemmt zwischen radikalem Schlankheitsideal und flexibilisierter Arbeit.

Die Party-People hätten froh sein können, wenn sie Max Weber rezipiert und seine kritische Positionierung verstanden hätten. Die ewige Party ist die Kritik am stahlharten Gehäuse der Moderne (Weber 1993), an dem Netz aus Zwängen und Pflichten, in dem wir leben. Es ist das Muss eines hohen Bildungsabschlusses, um dann ein Arbeitsleben lang diszipliniert zu arbeiten, regelmäßig zu essen, früh ins Bett zu gehen, pünktlich aufzustehen, im Straßenverkehr die Verkehrsregeln zu beachten, etc.

1.7.1 Eine andere kritische Argumentation

Die Kritische Theorie der Gesellschaft um Horkheimer und Adorno (1994) verurteilt die Vernunft, die ausschließlich auf Nützlichkeit und Effektivität ausgerichtet ist, als instrumentelle Vernunft. Eine menschliche Gesellschaft müsse von einer Vernunft bestimmt sein, die die Frage beantwortet, wie Menschen überhaupt zusammen leben wollen.

Bezogen auf das Essen wäre dann zu überlegen, wie wir essen wollen, welche Esskultur wir haben wollen. Die kritische Theorie impliziert damit eine Ethik der Vernunft, gemäß derer nicht nur rein vernunftorientiert, also beispielsweise lediglich nach ökonomischen Nutzen gehandelt werden darf, sondern auch menschliche Bedürfnisse berücksichtigt werden müssen. Es ist demnach dann auch Aufgabe der Lebensmittelindustrie, angenehme Arbeitsplätze zu schaffen, sich um die Gesundheit der Menschen zu kümmern, möglicherweise auch ökologische Verantwortung zu übernehmen. Dann wäre das Thema Essen auch kein Kriegsschauplatz (Veganer gegen Fleischesser, die Lebensmittelindustrie, etc.), sondern ein Anlass des gemeinsamen Gestaltens. Lebensmittelproduktion ist dann als gesamtgesellschaftliche Aufgabe zu sehen, bei der wir beides brauchen: die Industrie und das Handwerk.

1.7.2 Kritik am kapitalistischen Geiz

Bataille macht unmissverständlich klar, dass dem Prinzip der Produktion das der Verausgabung gegenübergestellt und gelebt werden muss. Eine Gesellschaft, die auf die Verausgabung verzichten will, muss unausweichlich katastrophisch verausgaben, etwa sich in Kriegen verausgaben (Bataille 1975). Verausgaben bedeutet dann, nicht durchgehend mäßig zu essen, sondern ohne schlechtes Gewissen Unmengen zu essen, gemeinsam zu feiern, die Überflussgesellschaft uneingeschränkt zu genießen, Freudensprünge zu machen beim Gang durch den Supermarkt, weil einfach alles in Fülle da ist, viel Geld für gute Lebensmittel auszugeben, eben nicht der Formel folgen „Geiz ist geil".

Diese Formen der Verausgabung sind zu integrieren in die sich erfreulicherweise ausbreitende Ökologie- und Nachhaltigkeitsbewegung. Dann kann deutlich mehr für regionale Lebensmittel von Klein-Bauern ausgegeben werden, sollten sie nachhaltiger sein. Dann kann aber auch beim Discounter mehr bezahlt werden für Bio-Produkte.

Obwohl Bataille auch kapitalismuskritisch war, weil der Kapitalismus auf dem Geiz und dem nicht Verausgaben beruht, hätte er auch Sympathien für die Lebensmittelindustrie gehegt. Sie produziert unglaublich viel. Und das muss in seinen Augen verzehrt werden, am besten exzessiv und orgiastisch. Bataille wäre vermutlich kein Freund der Zero Waste Bewegung gewesen, die es sich zum Ziel gesetzt hat, Lebensmittelverschwendung zu reduzieren. Er hätte möglicherweise argumentiert, dass die Natur ohnehin immer überschießend ist, dass Früchte, Blätter, Blüten en masse produziert werden, nur um dann wieder faulig vom Baum zu fallen. Natürlich werden für die Lebensmittelproduktion Ressourcen verschwendet. Bataille hätte jedoch argumentiert, dass die Verschwendung elementarer Teil einer funktionierenden Gesellschaft ist.

Das Verwirrende, was die Lebensmittelindustrie betrifft, ist, dass sie anteilig auf der Seite der Verausgabung gesehen wird (essen und trinken ohne Ende), dass sie zugleich unglaublich effizient produziert, viel effizienter als der ökologische Biobauer und dass, wie im Folgenden ausgeführt, sie auch als Feind europäischer Kultur wahrgenommen wird. Sie ist somit in dieser Hinsicht schwer verortbar. Sie ist zumindest ein Zwitter.

1.8 Der europäische zivilisatorische Wert der Mäßigung

Der gleichsam automatische Reflex, sich dem Diskurs gegen die Lebensmittelindustrie anzuschließen, kann einen anderen Reflex provozieren, die Ablehnung dieser Branche in toto abzulehnen, also zum Gegner der Gegner zu werden. Das dichotome Denken wird damit überhaupt nicht verlassen, und es wird übersehen, dass wir alle mehr oder weniger mit der Lebensmittelindustrie nicht einverstanden sind.

Mäßigung, also die Kontrolle der inneren Natur, gilt als einer der Haupttugenden des Abendlandes. Zivilisationen wie die des Abendlandes werden über Jahrtausende nicht über Schlösser und Kirchen zusammengehalten, sondern über ein Ensemble an Werten. Zu diesem gehört in Europa die Mäßigung, die über die Zeit unterschiedlich interpretiert worden ist, dennoch im Kern dieselbe gewesen ist und heute noch ist. Wir bedürfen keiner überschießenden Fantasie, um klar zu sehen, dass wir alle zu Anteilen mit dieser Tugend identifiziert sind. Wir sind Europäer, wenn wir maßvoll sind. Wir reihen uns ein in eine bestimmte Geschichte, eine Tradition, wenn wir dies sind. Wir gewinnen Identität darüber.

Mäßigung bedeutet, seine innere Natur kontrollieren zu können, um auf diese Weise ein besonnener und vernünftiger Bürger der Polis zu sein. Mäßigung hat so eine politische Dimension. Es wurde in der Früh-Antike davon ausgegangen, dass der maßlose Mensch zur Tyrannei neige (Foucault 1986).

Das derzeitige Diäten als Kostregime, als restringiertes Essverhalten, das vorherrschende Schlankheitsideal stehen in der Tradition der Mäßigung, jedoch ohne theoretisches Gerüst, ohne diskursiven Gehalt. Mäßigung ist kein Thema in der Öffentlichkeit, in der angeblich hedonistischen Gesellschaft, in der alle dem Anschein nach ihren Spaß maximieren wollen. Wer kann angesichts dessen eine massenwirksame Diskussion über Mäßigung entfachen wollen? Die Grünen haben es einmal versucht und zur kollektiven Mäßigung des Fleischverzehrs aufgerufen. Sie wollten einen nationalen Veggieday einführen und haben damit Aufschreie und Protest geerntet, sowie an Wählerstimmen verloren. Mäßigung kommt in der Bevölkerung nicht gut an. Im rigiden Schlankheitsideal lebt jedoch die Idee der Mäßigung verkörperlicht weiter.

Wichtig ist bei der Tugend der Mäßigung, dass sie in der europäischen Geschichte unterschiedliche Begrifflichkeiten und Gesichter bekommen hat und dennoch im Prinzip immer dieselbe geblieben und damit die europäische Zivilisation zusammengehalten hat.

In der Früh-Antike ist Mäßigung eine philosophische Idee. Das Christentum, das viel aus der Philosophie der Antike übernommen hat, übersetzt Mäßigung als gottgefälliges Verhalten, sie ist einer der Kardinaltugenden. Ihr Gegenteil, die Völlerei wird als Sünde gebrandmarkt. Die protestantische Ethik, die Weber für die Entstehung des Kapitalismus mit verantwortlich macht, radikalisiert den römisch-katholischen Sündenbegriff. Mit dem Verblassen des christlichen Glaubens wird die Idee der Mäßigung nicht suspendiert, sondern säkularisiert. Das Schlankheitsideal und eine gesunde Ernährung sollen garantieren, dass die Idee der Mäßigung weiterhin gelebt wird. Die DGE ist die säkularisierte Kirche, die einteilt in gute Lebensmittel (unten in der Ernährungspyramide) und böse (Spitze der Pyramide). Ein sündenfreies Leben zeigt sich im Möhrenessen und Schlanksein. Die Lebensmittelindustrie ist dann der omnipräsente vielgestaltige Teufel der Verführung. Wir sehen also: Die Verdammung dieser Industrie ist auch christlich inspiriert.

1.9 Kulturelle Strömungen gegen Industrie

Das aktuelle Essverhalten wird zerrissen zwischen der mehr oder weniger massiven Forderung nach Mäßigung, heute vermittelt über das Schlankheitsideal, und dem Widerstand dagegen, der sogenannten Reaktanz. Insbesondere bei Männern lösen etwa gesunde Ernährungsempfehlungen Reaktanz aus.

Zerrissen sein, bedeutet auch, heimlich zu wissen, dass unser Überleben der Lebensmittelindustrie geschuldet ist, und zugleich diese zu hassen – aus den eben genannten Gründen (zum Beispiel stahlhartes Gehäuse der Moderne, sich bewähren müssen, die Tugend der Mäßigung) und aus denen, die nun noch ausgeführt werden.

1.9.1 Romantik

Romantik ist die Gegenbewegung zur Aufklärung à la Kant oder Diderot. Romantik steht für Leidenschaften, richtet sich entschieden gegen das Planvolle-Vernünftige, ist durchdrungen von Todessehnsucht, liebt die (sexuelle) Provokation (Lucinde von Schlegel); das betrifft zumindest die deutsche Früh-Romantik (Schlegel, Tieck, Wackenroder, Novalis, Schleiermacher). Sie präferiert auch in Anlehnung an ihr großes Vorbild Goethe das einfache Mahl. Das Geistige soll triumphieren und nicht sich den Bauch voll fressen. Den Bauch vollschlagen, erschlägt den Geist. Auch der Sex darf nicht nur rein körperlich sein. Er soll ein Tabu- und Kulturbruch sein (Lucinde). Er soll ein rebellischer Akt sein. Das verkünstelte französische Essen wird als dekadent erlebt, umstellt von 1000 Höflichkeitsvorschriften, die der Romantiker entschieden ablehnt (Klotter und Beckenbach 2012).

Und Romantiker können dem strukturierten Arbeiten nichts abgewinnen. Und was ist strukturierter als Industrie-Arbeit. Das Fließband, der Roboter, die Digitalisierung sind für Romantiker Todfeinde. Auf die Romantik ist es somit zurückzuführen, dass die Industrialisierung der Lebensmittelproduktion deren kulturelle Gegenbewegung hervorgerufen hat. Einer der großen Food Trends unserer Zeit ist somit das Gegensatzpaar science (Industrie, Vernunft, Effektivität) und romance (Natürlichkeit, Entschleunigung, Einfachheit) (GDI 2017). Wir schwanken als Verbraucher täglich zwischen diesen Idealen.

1.9.2 Gnosis

Kapitalismus-Kritik gründet zu guten Anteilen auf gnostischem Denken. Gnosis ist seit Jahrtausenden eine Unterströmung zu den christlichen Kirchen, fußt auf einem radikalen Leib-Seele-Dualismus. Die Materie wird abgelehnt, die ganze irdische Welt ist der Feind. Sie hindert die Seele am Aufstieg zum fernen Gott, zum deus absconditus. Wer mit den irdischen Genüssen zufrieden ist, schlummert friedlich ein und vergisst den in der Seele ruhenden göttlichen Funken, der den Weg zum fernen Gott bahnen kann. Der Gott dieser Welt ist ein böser Gott, ein Demiurg, der oft mit dem Gott des Alten Testaments identifiziert wird. Die Gnosis tendiert so zum Antisemitismus (Brumlik 1992).

Die Gnosis ist kein Glaube aus Urzeiten, sondern im 20. Jahrhundert hoch aktuell. Adorno war ein Gnostiker, Steiner und insbesondere C.G. Jung. Die ganze Konsum-Kritik, Kritik an der Warenwelt ist gnostisch inspiriert. Dann haben wir Angst, unsere Seele im Waren-Konsum zu verlieren, dann befürchten wir, zu materialistisch eingestellt zu sein. Dann glauben wir, unsere Achtsamkeit zu verlieren. Dann werden wir zu Esoterikern wie Watzlawick, der ein Leben lang nur einen Koffer besaß. Auch der Trend zum Minimalismus steht im Erbe der Gnosis, sich von der reizüberflutenden Warenvielfalt befreien, reduzieren, wenig konsumieren.

1.9.3 Lebensreformbewegung

Eine Gegenbewegung zur naturwissenschaftlichen Naturbeherrschung stellt die Lebensreformbewegung dar (Klotter und Beckenbach 2012): Es geht ihr um einen Einklang mit der vielgestaltigen Natur und nicht nur um ihre Nutzung; es geht ihr um Kosten der Naturbeherrschung. Das ist ein Thema von der Lebensreformbewegung bis zur 68er Bewegung. Die Lebensreformbewegung mündet in den Nationalsozialismus, weil sie etwa bereits im 19. Jahrhundert von rassistischen Idealen durchdrungen war.

Von allen Gegenströmungen zur Moderne und der Aufklärung hat sich die Lebensreformbewegung am stärksten etabliert, ist über die Fokussierung auf Ökologie und Nachhaltigkeit in der Mitte der Gesellschaft angekommen. Das ist rational nachvollziehbar aufgrund etwa Klimaveränderung und anderer ökologischer Probleme. In dieser Fokussierung steckt aber auch eine Moralisierung. Wir definieren uns heute als moralisch gute Menschen, wenn wir umweltbewusst sind und Tiere nicht zur Schlachtbank bringen lassen wollen.

Um zusammenzufassen:

Diese mehr oder weniger expliziten Gegenentwürfe zu unserer Gesellschaft und unserem Wirtschaftssystem sind nicht auf der anderen Seite, am anderen Ufer zu verorten, sondern durchziehen uns alle mehr oder weniger. Wir leben diese kulturellen Widersprüche bei jeder Kaufentscheidung, mit unserem schlechten Gewissen, wenn wir eine Tiefkühlpizza kaufen, mit dem genussvoll-herzhaften Bissen in den Schweinebraten, mit dem beflügelten

Gang über den Bauernmarkt am Wochenende. Widersprüche sind ein fester Bestandteil des Lebens und es ist überhaupt nicht notwendig, sich auf einer Seite – der Seite der Guten oder der Bösen – positionieren zu müssen. Im Gegenteil, mit diesem Sammelband plädieren die Herausgeber für eine Aufhebung des dichotomen Denkens. Der Sammelband soll dazu anregen, sich in fremde Positionen hineinzudenken, der anderen Seite zuzuhören.

Im Zuge der Digitalisierung hat sich unsere mediale Öffentlichkeit, also der Raum, in dem Meinungen verhandelt werden können, maßgeblich verändert. Influencer verbreiten zum Teil noch rigidere und normativere Vorstellungen von einer „gesunden" Ernährung als Ernährungsexperten, die zu einem restringierten Essverhalten führen und Essstörungen begünstigen können (Lynch 2010, 2012; Boepple und Thompson 2014; Carrotte et al. 2015; Tiggemann und Zaccardo 2015, 2016; Simpson und Mazzeo 2017). Der Ernährungsdiskurs bei Facebook wird von Interessenverbänden bestimmt, die sich eines aggressiven, vereinfachenden und polemischen Kommunikationsverhaltens bedienen (Endres 2018). Nachweislich werden zahlreiche Falschinformationen über Ernährung in Sozialen Medien verbreitet, die nicht durch eine fachliche Sachlichkeit bestimmt sind, sondern beispielsweise durch die Verkaufsförderung von Nahrungsergänzungsmitteln (Basch et al. 2016; Leis et al. 2013).

Allgemeine Tendenzen, die von Vertretern der Medienethik beobachtet werden, wie die Zunahme an Informationen und Individualisierung, die „Spezialisierung, Partikularisierung und Privatisierung" (Stapf et al. 2017, S. 12) zur Folge hat und „Tendenzen zur Fragmentierung von Öffentlichkeit und den mit ihr verbundenen Einschränkungen für ein allgemeines Orientierungswissen" (ebd.) zeichnen sich somit auch im Ernährungsdiskurs ab. Die Herausgeber plädieren daher auch für eine neue Demokratisierung der Öffentlichkeit. Der Sammelband soll einen ersten Raum öffnen, um ein so umstrittenes Thema wie die Bewertung der Lebensmittelindustrie aus unterschiedlichen Blickwinkeln diskutieren zu können.

Literatur

Basch CH, Mongiovi J, Berdnik A, Basch CE (2016) The most widely viewed YouTube videos with content related to multivitamins. HPP 6(4):213–216. https://doi.org/10.15171/hpp.2016.35

Bataille G (1975) Die Aufhebung der Ökonomie. Rogner & Bernhard, München

Blech J (2018) Die bittere Wahrheit über Zucker. In: Spiegel 15/2018 Süßes Gift. Wie die Zucker-Lobby uns belügt und verführt

Boepple L, Thompson JK (2014) A content analysis of healthy living blogs: evidence of content thematically consistent with dysfunctional eating attitudes and behaviors. Int J Eat Disord 47(4):362–367. https://doi.org/10.1002/eat.22244
Brumlik M (1992) Die Gnostiker. Eichborn, Frankfurt a. M.
Carrotte ER, Vella AM, Lim MSC (2015) Predictors of „liking" three types of health and fitness-related content on social media: a cross-sectional study. JMIR 17(8):e205. https://doi.org/10.2196/jmir.4803
Diderot D (2013) Diderots Enzyklopädie. Die andere Bibliothek, Berlin
Elias N (1978) Über den Prozess der Zivilisation, Bd 1 und 2. Suhrkamp, Frankfurt a. M.
Endres E (2012) Genussrevolte. Von der Diät zu einer neuen Esskultur. Springer, Wiesbaden
Endres E (2018) Ernährung in Sozialen Medien. Inszenierung, Demokratisierung, Trivialisierung. Springer, Wiesbaden
Flegal K, Graubard B (2009) Estimates of excess deaths associated with body mass index and other anthropometric variables. Am J Clin Nutr 89:1213–1219
Flegal K, Graubard B, Williamson D, Gail M (2007) Cause-specific excess deaths associated with underweight, overweight, and obesity. JAMA 298(17):2028–2037
Flegal K, Graubard B, Williamson D, Gail M (2010) Sources of differences in estimates of obesity-associated deaths from first National Health and Nutrition Examination Survey (NHANES I) hazard ratios. Am J Clin Nutr 91:519–527
Flegal K, Kit B, Orpana H, Graubard B (2013) Association of all-cause mortality with overweight and obesity using standard body mass index categories: a systematic review and meta-analysis. JAMA 309(1):71–82. https://doi.org/10.1001/jama.2012.113905
Foucault M (1974) Die Ordnung der Dinge. Suhrkamp, Frankfurt a. M.
Foucault M (1977) Überwachen und Strafen. Suhrkam, Frankfurt a. M.
Foucault M (1986) Der Gebrauch der Lüste – Sexualität und Wahrheit 2. Suhrkamp, Frankfurt a. M.
GDI (2017) GDI Studie Nr. 44: European Food Trends Report. Food is Eating my Life: Warum Essen zum neuen Pop wird. GDI, Zürich
Horkheimer M, Adorno ThW (1994) Dialektik der Aufklärung. Fischer, Frankfurt a. M.
Jullien F (2005). Schattenseiten – Vom Bösen oder Negativen. diaphanes, Zürich
Kant E, Hamann H, Lessing M, Riem S, Wieland (1974) Was ist Aufklärung? Reclam, Stuttgart
Klotter Ch (2018) Warum der Spaß am Bösen ein Teil von uns ist. Springer, Wiesbaden
Klotter Ch, Beckenbach N (2012) Romantik und Gewalt. Springer, Wiesbaden
Laska BA (2004) Einleitung zu La Mettrie. Über das Glück oder das höchste Gut („Anti-Seneca"). LSR-Verlag, Nürnberg
Leis A, Mayer MA, Torres Nino J, Rodriguez-Gonzalez A, Suelves JM, Armayones M (2013) Grupos sobre alimentacion saludable en Face-book: caracteristicas y contenidos. Gac Sanit 27(4):355–357. https://doi.org/10.1016/j.gaceta.2012.12.010

Lotter M-S (2012) Scham, Schuld, Verantwortung – Über die Grundlagen der Moral. Suhrkamp, Frankfurt a. M.

Lynch M (2010) Healthy habits or damaging diets: an exploratory study of a food blogging community. Ecol Food Nutr 49(4):316–335. https://doi.org/10.1080/03670244.2010.491054

Lynch M (2012) From food to fuel: perceptions of exercise and food in a community of food bloggers. Health Educ J 71(1):72–79. http://www.embase.com/search/results?subaction=viewrecord&from=export&id=L364136455

McKewon T (1982) Die Bedeutung der Medizin. Suhrkamp, Frankfurt a. M.

Mellinger N (2000) Fleisch. Ursprung und Wandel einer Lust. Campus, Frankfurt a. M.

Mintz SW (1987) Die süße Macht. Campus, Frankfurt a. M.

Simpson CC, Mazzeo SE (2017) Skinny is not enough: a content analysis of fitspiration on pinterest. Health communication 32(5):560–567

Sombart W (1992) Liebe, Luxus und Kapitalismus. Wagenbach, Berlin

Spence C (2018) Gastrologik: Die erstaunliche Wissenschaft der kulinarischen Verführung. Beck, München

Stapf I, Prinzing M, Filipović A (2017) Einleitung: Der Journalismus und die Qualität des gesellschaftlichen Diskurses. In: Stapf I, Prinzing M, Filipović A (Hrsg) Gesellschaft ohne Diskurs? Digitaler Wandel und Journalismus aus medienethischer Perspektive. Nomos, Baden-Baden, S 11–14

Stüber N (2016) Die erste Bindung: Wie Eltern die Entwicklung des kindlichen Gehirns prägen. Klett-Cotta, Stuttgart

Tiggemann M, Zaccardo M (2015) „Exercise to be fit, not skinny": the effect of fitspiration imagery on women's body image. Body image 15:61–67. https://doi.org/10.1016/j.bodyim.2015.06.003

Tiggemann M, Zaccardo M (2016) ‚Strong is the new skinny': a content analysis of #fitspiration images on Instagram. Journal of health psychology. https://doi.org/10.1177/1359105316639436

Weber M (1993) Die protestantische Ethik und der Geist des Kapitalismus. Athenäum, Bodenheim

Zimmer S (2010) Mögliche Einflüsse protestantischer Ethik auf Ernährung, Gesundheitsverhalten und Schlankheitsideal. Online-Ausgabe der Hochschul- und Landesbibliothek Fulda

Eva-Maria Endres ist Ernährungswissenschaftlerin (B.Sc. Oecotrophologie und M.Sc. Public Health Nutrition) und Expertin für Food-Trends, Digitalisierung und Esskultur. Sie ist Gründerin und Geschäftsführerin des Diderot Berlin, einem Veranstaltungs- und Begegnungsort für die Lebensmittelbranche, Food-Professionals und Ess-Interessierte und setzt sich für einen branchenübergreifenden Ernährungsdiskurs ein. Derzeit promoviert sie zu den Auswirkungen der Digitalisierung auf die Ernährungskommunikation.

Prof. Dr. habil. Christoph Klotter studierte Philosophie, Mathematik und Psychologie in Kiel und Berlin, Dipl.-Psych., Psychologischer Psychotherapeut, seit 2001 Professur für Ernährungspsychologie und Gesundheitsförderung am Fachbereich Oecotrophologie der Hochschule Fulda; wissenschaftliche Schwerpunkte: Ernährungspsychologie, Essstörungen, Gesundheitsförderung, Ernährungsberatung, kulturwissenschaftliche Analysen.

2

Slow Food

Ursula Hudson und Angelika Elsermann

2.1 Einleitung

„Gut" und *„böse"* sind zwei Adjektive der Gegensätzlichkeiten und der Schwarz-Weiß-Betrachtung, die in eine aufgeklärte, demokratisch-liberale und pluralistische Gesellschaft eher nicht als Denkmuster passen. Und nun wird der Bogen noch zur *„Lebensmittelindustrie"* gespannt: ein gewagter und provokanter Titel? Diese Fragestellung können wir uns nur erlauben, weil wir hier in Deutschland/Europa in einem Teil der Weltbevölkerung leben, wo Hunger, im Sinne von Unterernährung/Mangelernährung, fast zum Fremdwort geworden ist, und wir mehr Anstrengungen unternehmen müssen, dem Überangebot Stand zu halten, um unsere Ernährung bewusst und gezielt zu steuern. Wir müssen uns in diesem Kontext vor Augen halten, dass wir auf allerhöchstem Niveau Diskussionen führen, die nach Ende des 2. Weltkrieges in Mitteleuropa gar nicht denkbar gewesen wären, ebenso wenig gegenwärtig, immer noch auch an vielen anderen Orten dieser Welt, wo es für die Menschen ein täglicher Kampf ist, sich Lebensmittel zu beschaffen und zu versuchen, mit 1 oder 2 Mahlzeiten am Tag

---

U. Hudson (✉)
Slow Food Deutschland e. V., Berlin, Deutschland
E-Mail: Ursula.Hudson@slowfood.de

A. Elsermann
Berlin, Deutschland
E-Mail: architekt_elsermann@t-online.de

satt zu werden. Denn Hunger ist oftmals Nährboden in Kriegs- und Krisengebieten, immer noch in vielen Teilen der Welt allgegenwärtig.

Wir sind zwar in der glücklichen Lage, aus *„gesättigter"* Sicht uns diesem Thema zu widmen, aber d. h. nicht, dass wir vor lauter Dankbarkeit für die vollen Teller, die uns die Lebensmittelindustrie bescheren kann, kritiklos einer Entwicklung der letzten Jahrzehnte zusehen, wo Gewinnmaximierung gekoppelt mit Machtkonzentration im Vordergrund stehen, anstatt eine Lebensmittelproduktion anzustreben, die entsprechend den Slow-Food–Kriterien Menschen überall mit nährstoffreicher Nahrung versorgt, ohne dabei Umwelt und Tieren zu schaden.

Denn in den Anfängen der Entstehung dieses Produktionszweiges sorgte die weitverbreitete und damit bessere Verfügbarkeit von Lebensmitteln für eine „gute" Versorgung der Bevölkerung: eine ausreichende und damit sättigende Ernährung in breiten Teilen der Bevölkerung zur Förderung und Herstellung respektive Erhaltung von Gesundheit.

2.2 Historische Entwicklung

Die nächsten beiden Kapitel geben einen kurzen Überblick über die historische Entwicklung der Industrialisierung, sowie speziell der Lebensmittelindustrie, und der Agrarwirtschaft, zum näheren Einblick in das Thema und späteren Ausblick auf deren zukünftige Entwicklungsmöglichkeiten.

2.2.1 Industrialisierung

Mitte des 19. Jahrhunderts begann eine einschneidende Wende in der Herstellung von Gütern, die die bisherige handwerkliche Produktion durch die Entwicklung von Maschinen ablöste und folgenreich revolutionierte. Voller Hoffnung auf ein besseres Leben verließen viele Menschen dieser Zeit ihr gewohntes Leben auf dem Lande und machten sich auf den Weg in die Städte, um Teil dieser sich rasant entwickelnden Industrie zu werden. Doch die Industrialisierung reduzierte den Menschen hingegen nur noch auf einen wirtschaftlichen Produktionsfaktor, ohne jegliche Identität zum eigentlichen Produkt. Denn die industrielle Revolution setzte auf Massenproduktion, die ein Vielfaches an Produktivität leisten konnte, als es jemals vorher in den Manufakturen, den handwerklichen Produktionsstätten, denkbar gewesen wäre.

Die Tagelöhner jener Zeit, die in den großen Maschinenfabriken beispielsweise arbeiteten, wurden meistens schlecht bezahlt und konnten sich damit nicht mit einer ausreichenden Ernährung versorgen. Aufgrund des „Hungerlohnes", den sie von ihren Arbeitgebern erhielten, die sich ihrer sozialen Verantwortung beim Aufbau ihrer großen Fabriken (noch) nicht bewusst waren, kam es zu Mangelernährungen, verbunden mit einer schlechten medizinischen Versorgung, die sich die Arbeiter ebenso finanziell nicht leisten konnten, somit war die Lebenserwartung gering.

Die schlechte Verfügbarkeit resp. Einkaufsmöglichkeit von Nahrungsmitteln für die Arbeiterklasse in den neuen Ballungszentren der Industrie, ist auch der Tatsache geschuldet, dass der bis dahin übliche Verkauf von Lebensmitteln auf den (Wochen-) Märkten der größeren Städte tagsüber stattfand: also in der Zeit, wo die Arbeiter in den Fabriken standen.

Die Industrialisierung veränderte nicht nur umfassend das Wirtschaftssystem seit Mitte des 19. Jahrhunderts, sondern sorgte ebenso für neue Strukturen in der Gesellschaft: die (lohnabhängige) Arbeiterklasse entstand als eine neue große soziale Schicht. Und die galt es, ausreichend und flächendeckend mit Nahrungsmitteln zu versorgen, und zwar zur Erhaltung der Produktivität in den Fabriken und zur Aufrechthaltung und Gesundung des einzelnen Arbeiters, der sich zwar in Lohnabhängigkeit befand, aber Bestandteil des Produktionsprozesses war. Die Maschinen hatten zwar teilweise den Menschen ersetzt, dennoch hatte er eine Position, die nicht ersetzbar war, ohne ihn wäre keine Produktion möglich gewesen.

Dieser Tatsache mussten sich auch die Arbeitgeber stellen, denn die hungernden Fabrikarbeiter bildeten einen Nährboden für massive Auseinandersetzungen, weltweit: es entstand die Arbeiterbewegung auf gewerkschaftlicher und politischer Ebene, deren Ziel es war, die Arbeits- und damit auch die Lebensbedingungen zu verbessern.

Denn die Industrialisierung veränderte ebenso die Ernährungsstruktur jedes Einzelnen: Während der größte Teil der Bevölkerung jener Zeit vor der industriellen Revolution von und mit der Landwirtschaft lebte, konnte diese Struktur nicht mehr aufrecht erhalten werden, da die wirtschaftliche Konzentration nunmehr in den größeren Orten resp. Städten zu finden war, und hier wohnten nunmehr die Konsumenten der Agrarprodukte. Durch die wachsende Mobilität, die der Bau der Dampflokomotive mit dem Ausbau eines Eisenbahnnetzes und der Produktion von Automobilen mit sich brachte, konnte eine weitreichende, flächendeckende Versorgung mit Nahrungsmitteln erfolgen.

Im Rahmen des industriellen Fortschritts entwickelte sich auch die Lebensmittelindustrie, unterstützt durch Erkenntnisse aus verschiedenen Wissenschaftsdisziplinen, die durch neue Techniken erheblich zur Konservierung von Lebensmitteln beitragen konnten. Somit erzielten viele Produkte eine längere Haltbarkeit und waren geeignet, längere Transportwege auf sich zu nehmen. Dieser neue Wirtschaftszweig wurde zunächst ein Segen zur Versorgung der Bevölkerung und konnte maßgeblich dazu beitragen, dass in großen Teilen Europas, aber auch weit darüber hinaus, insbesondere nach dem 2. Weltkrieg, die Bevölkerung ausreichend mit Lebensmitteln versorgt ist.

2.2.2 Agrarwirtschaft

Fast zeitgleich mit Beginn des Zeitalters der Industrialisierung, veröffentlichte 1840 der deutsche Chemiker Justus von Liebig das Werk über „Die organische Chemie in der Anwendung der Agricultur und Physiologie", und wurde damit zum Wegbereiter des mineralischen, anorganischen Düngers, der dem Boden die Nährstoffe binnen kurzer Zeit wieder zuführen sollte, welche durch das Wachstum der verschiedensten Agrarprodukte und der anschließenden Ernte dem Boden entzogen wurden.

Die bis dahin nur bekannte natürliche Düngung aus tierischen Ausscheidungen wurde schon im Spätmittelalter als nicht ausreichend angesehen, sodass bereits zu jener Zeit für eine ertragreichere Bodenaufbereitung in der Landwirtschaft geforscht wurde.

Der Jubel des 19. Jahrhunderts ist nach ca. 150 Jahren verflogen, weil die sich daraus entwickelte Chemische Industrie keine Nachhaltigkeit für die nächsten Generationen „produzierte". Durch die intensive Nutzung der landwirtschaftlichen Flächen stieg in den Jahren 1950 bis 2000 die Getreideproduktion zwar weltweit um das Dreifache an, jedoch nicht ohne Nebenwirkungen: die Folgen waren Reduktion von Artenvielfalt, Fruchtbarkeit, Bodengesundheit und Produktivität.

Erfreulicherweise befinden wir uns mittlerweile auf dem Weg der Rückbesinnung, und zwar zu einer möglichst natürlichen Erzeugung unserer wertvollen Nahrungsmittel, die dem Menschen zur Erhaltung der Gesundheit dienen und unter Achtung unseres Planeten, dessen Grenzen und Ressourcen nicht unerschöpflich sind. Zahlreiche Initiativen, Projekte und nicht zuletzt die Entwicklung der Ökologischen Landwirtschaft signalisieren einen verantwortungsbewussten, nachhaltigen und zukunftsweisenden Weg. Denn gerade die kleinbäuerlichen Betriebe, die schätzungsweise 85 % aller landwirtschaftlichen Produktionsstätten weltweit ausmachen, bilden hierzu ein großes Potenzial!

In Deutschland werden noch ca. 50 % der Flächen landwirtschaftlich genutzt: Diese gilt es nicht nur als Quelle landwirtschaftlicher Produkte zu erhalten und im Zuge einer fortschreitenden Urbanisierung und zunehmenden Versiegelung als großes Reservoir natürlicher Flächen zu erhalten, sondern es sind die schädlichen Folgen der intensiven Nutzung der letzten Jahrzehnte aufzuarbeiten für eine zukunftsweisende und nachhaltige Landwirtschaft.

2.3 Status Quo

Ein kurzer Überblick über die derzeitige Ernährungssituation der Weltbevölkerung macht deutlich, dass bisherige Programme aller Disziplinen und gesellschaftlichen Strukturen noch nicht ausreichend waren, den Hunger der Weltbevölkerung zu stillen, wobei das Recht auf Nahrung bereits 1948 von der UN als Menschenrecht deklariert worden ist.

2.3.1 Arm bis adipös: weltweit

Nach den Statistiken der FAO ist in dem Zeitraum zwischen 1990 und bis Ende 2016 die Anzahl der unterernährten Menschen von ca. 1 Mrd. auf 777 Mio. gesunken, das sind ca. 10,6 % der Weltbevölkerung, aber laut neuestem Ergebnis des Welternährungstages am 16. Oktober 2018 wieder auf 821 Mio. gestiegen, und die Experten vermuten, dass aufgrund der politischen Situation in etlichen Ländern die Tendenz sich weiter nach oben entwickeln wird. Am schlimmsten betroffen sind größtenteils Länder in Afrika.

In der Agenda 2030 der UNO steht von den 17 Zielen unter Ziel 2 „KEIN HUNGER": *„den Hunger beenden, Ernährungssicherheit und eine bessere Ernährung erreichen und eine nachhaltige Landwirtschaft fördern"*. Hierzu bedarf es größter Anstrengungen aller Staaten dieses große Ziel zu realisieren.

Gleichzeitig zeigt sich eine andere besorgniserregende Entwicklung, nämlich der wachsende Anteil an Menschen mit Übergewicht, bei Erwachsenen und besonders bei Kindern. Gemäß Welternährungstag 2018 sind 1,8 Mrd. Menschen übergewichtig (ca. 25 % der Weltbevölkerung), davon 675 Mio. adipöse Erwachsene. Das Fachblatt „the lancet" veröffentlichte 2017, dass weltweit 17 % der Mädchen und 19 % der Jungen übergewichtig sind sowie 6 % der Mädchen und fast 8 % der Jungen adipös.

Gemäß der Veröffentlichungen der WHO/Region Europa zum Welt-Adipositas-Tag 2017 und dem neu vorgelegten Europäischen Gesundheitsbericht 2018 sind 58,7 % (Stand 2016) in der Europäischen Region WHO übergewichtig und 23,3 % (Stand 2016) adipös.

Länderübergreifend trifft es insbesondere die sozial schwächeren Gruppen, die nur über ein geringeres Einkommen verfügen, die bevorzugt Konsumenten der Produkte der Lebensmittelindustrie werden. Als Ursachen sehen die Forscher, aufgrund mangelnder Bildung und fehlender politischer Aufklärungsarbeit, eine zu geringe Wertschätzung einer ausgewogenen Ernährung und Lebenseinstellung, verbunden mit einer Entfremdung zwischen Erzeugnis und Verbraucher. Die Lebensmittelindustrie liefert hierzu kostengünstige, industriell und in Massen hergestellte Lebensmittel und Lebensmittelprodukte, die schnell zu verarbeiten sind, für eine einfache und umgehende Nahrungsaufnahme sorgen und aufgrund hoher Anteile an Fett, Zucker und Salz zu einer raschen Sättigung führen. Jedoch erzeugen diese Ernährungsgewohnheiten bekanntermaßen ein nicht unerhebliches Gesundheitsrisiko. Dass gerade die einkommensschwachen Bevölkerungsschichten das größte Kundenpotenzial der Lebensmittelindustrie bilden, heißt aber nicht, dieser Lobby ausgeliefert zu sein. Denn die preisgünstigen, konventionell produzierten Lebensmittel, insbesondere in Deutschland, ermöglichen durchaus eine ausgewogene Ernährung (z. B. hartz4 Kochbuch).

2.3.2 Agrarstrukturen

Im Laufe des letzten Jahrhunderts, also dem Jahrhundert, in dem sich das globale und industrielle Lebensmittelsystem zum dominanten System entwickelt hat, haben wir 75 % an noch vorhandener Artenvielfalt verloren. Die von der EU-Kommission veröffentlichte *„Mid-Term Review of the EU Biodiversity Strategy to 2020"* zeigt aufs Deutlichste, dass die von den EU-Mitgliedsstaaten gesetzten Ziele für 2020 zum Schutz der Artenvielfalt verfehlt werden. Sie geht nach wie vor zurück. 77 % der europäischen Lebensräume sind weiter in einem bedenklichen Zustand und 56 % der Pflanzen- und Tierarten sind bedroht. Das 18-seitige Dokument kommt zum Ergebnis, dass nicht genug getan wird und nennt die intensive Landwirtschaft als eine der größten Ursachen für den Rückgang der biologischen Vielfalt.

Wundern wir uns wirklich? Von den 50.000 essbaren Pflanzen stammen heute 60 % der weltweit verzehrten Kalorien von drei Pflanzen: Mais,

Weizen und Reis. Diese werden für das industrielle System in Monokulturen angebaut – wie freilich viele, um nicht zu sagen: die meisten anderen Pflanzen auch – zumindest im industriellen System. Monokultur und Spezialisierung sind zwei Hauptcharakteristika dieses Systems.

Monokulturen tun nichts für die Gesundheit von Böden und Wasser, sondern erfordern einen erheblichen Einsatz von synthetischen Düngemitteln und Pestiziden. Die Auswirkungen auf Bodenleben, Bestäuber und anderes Getier sind bekannt. Laut Maria-Helena Semedo, Deputy Director General, Natural Resources und Biodiversity der FAO können wir noch auf kommende 60 Ernten in diesem System hoffen, wenn die gegenwärtige Bodendegradation in dem jetzigen Tempo fortschreitet. (Arsenault, 60 years of farming). Wir verlieren jede Minute fruchtbare Böden in einer Ausdehnung von 30 Fußballfeldern. 1/3 der Böden weltweit ist bereits degradiert. Doch kommen nach wie vor 95 % unserer Lebensmittel aus diesen Böden.

Werfen wir einen kurzen Blick ins andere System, dem der Kleinbauern weltweit, worunter auch die indigenen Völker fallen. Wenn man eine Weltkarte der Lebensräume der Indigenen Völker und eine der sogenannten Hotspots der Artenvielfalt übereinanderlegt, so zeigt sich schnell, dass Vielfalt dort fortbesteht, wo indigene Völker leben und wirtschaften. Sie sind die Hüter der Biodiversität der Welt – noch.

Kleinbauern kontrollieren nur 30 % des Landes weltweit, verbrauchen 20 % des Wassers und produzieren 60 % aller Lebensmittel. Ja, Lebensmittelverluste gibt es auch dort, aber diese sind in der Regel infrastrukturbedingt, also ‚reparierbar'. Man ist geneigt, daraus zu schließen, dass man am besten die anderen 70 % des urbanen Landes ebenfalls den Kleinbauern überlassen sollte, um die Ernährungsprobleme zu lösen. Die Slow Food Stiftung für Biodiversität sieht in ihnen das Potenzial, Qualität und Reproduzierbarkeit der natürlichen Ressourcen zu erhalten, die biologische Vielfalt zu bewahren und die Ökosysteme zu schützen.

2.4 Unser Lebensmittelsystem und seine Fallstricke

Global betrachtet, ist die Produktion und der Handel mit Lebensmitteln, das industrielle Lebensmittelsystem also, derzeit einer der größten Wirtschaftsfaktoren, bei dem zunehmend eine Machtkonzentration zu verzeichnen ist. Dies gilt für international agierende Einzelhändler wie für

Fast-Food-Ketten und Agrarunternehmen. In Deutschland sind es fünf Lebensmittelkonzerne, die 90 % des Marktes unter sich verteilen: Rewe, Edeka, Metro, Aldi, Lidl. Der geografische Radius, aus dem Unternehmen ihre Produkte beziehen, erweitert sich von regionalen zu nationalen und globalen Netzwerken. Die Folge ist oft ein Preiswettbewerb auf Kosten der ersten Glieder der Produktionskette, der „Rohstofflieferanten": Landwirte, Bauern, Farmarbeitskräfte.

Die zumeist räumliche Distanz und kulturelle Entfernung zwischen Beschaffung, Verarbeitung, Verkauf und Verzehr resultiert u. a. aus einer zunehmenden Entfremdung des Essers von seinem Lebensmittel und seinen Ursprüngen. Wissen und Esskulturen gehen auf diesen langen Wegen verloren.

Aus Rohstoffen verarbeitete – oder besser gesagt, ‚erarbeitete' oder ‚zusammengesetzte' Nahrungsmittel stellen viele billige Kalorien, übermäßig viel Fett, Salz und Zucker sowie eine ganze Menge Zusatz-, Hilfs-, Aroma- und mitunter noch Farbstoffen bereit. Was den Nährwert solcher Endprodukte angeht, kommen zahlreiche namhafte Studien (wie z. B. Monteiro 2010) zu dem Ergebnis, dass sie zusammen mit ebenso hoch verarbeiteten Getränken Verursacher einer zunehmenden Übergewichtsproblematik sind.

Ein Lebensmittelsystem aus den Fugen? Daran kann kein Zweifel bestehen. Hinzu kommt die Lebensmittelverschwendung, die das Bild auf dramatische Art und Weisen vervollständigt. Sie findet weltweit in einem ungeheuren Ausmaß statt. Die Zahlen sprechen für sich. Etwas mehr als 80 kg pro Kopf pro Jahr in Deutschlands Privathaushalten, ungefähr ebenso viel in der EU und etwas mehr in den USA, also in den reichen Ländern des globalen Nordens. Weltweit produzieren wir heute so viel Lebensmittel, dass sie für 12 Mrd. Menschen auf der Erde ausreichen würden – doch entlang der gesamten Wertschöpfungskette landen bis zu 50 % davon im Müll.

Laut Europäischer Kommission aus dem Jahre 2015 sind neben anderen, Hauptgründe für Lebensmittelverlust und -verschwendung in Europa folgende:

- Lebensmittelüberproduktion
- Hohe ästhetische Marktstandards
- Marketingstrategien (z. B. Kauf 2 für den Preis von 1, die Anreize für übermäßigen Kauf schaffen)
- Überreichliche Portionsgrößen in der Gastronomie/im Catering Service

Dazu kommen

- Geringe Wertschätzung von Lebensmitteln, die zur mangelnden Umsicht führt, diese effizient zu nutzen
- Präferenzen für bestimmte Lebensmittel, auch Schnitte oder Teile von Tieren – dadurch werden andere marktuntauglich und müssen anderweitig entsorgt werden
- Mangelnde Planung beim Einkaufen und Zubereiten
- Mangelndes Wissen und Kenntnis der Lebensmittel, ihrer Lagerung und ihrer Zubereitung

Diese Determinanten haben auch 2018 nicht an Gültigkeit verloren und sind denen, die sich damit beschäftigen, bestens bekannt. Lebensmittelverschwendung ist im Laufe der letzten Jahre in Deutschland ein in der Öffentlichkeit breit diskutiertes Thema geworden. Viele verschiedene Initiativen, Projekte und freiwillige Bemühungen versuchen, der immensen Verschwendung zu begegnen. Und das ist gut so. Doch die wenigsten davon sind evaluiert – wir wissen immer noch zu wenig über ihre Auswirkungen. Entscheidend ist: Wenn wir der Verschwendung zielgerichtet Einhalt gebieten wollen, müssen wir den Blick auf den Zusammenhang von Verschwendung und Überproduktion lenken. Beide sind systemimmanent. Das industrielle Lebensmittelsystem baut auf Überproduktion und schnellen Warenumschlag und verschwendet damit notgedrungen. Bei Überproduktion lässt sich Verschwendung nicht vermeiden. Wir müssen daher an den Wurzeln des Zuviels anpacken. Alles andere heißt lediglich, die im System vorhandenen Überschüsse zu verschieben und Verantwortlichkeiten zu verschleiern. Der Verbraucher verschiebt vom Ende der Kette her auf den Handel, der wiederum auf den Weiterverarbeiter und Urerzeuger. Doch bei ihm beginnt die systeminhärente Verschwendung aufgrund der ebenso systembedingt notwendigen Überproduktion. Denn der Landwirt muss meist mit einem Mehr planen, damit er seine Verpflichtungen dem Abnehmer gegenüber einhalten kann.

Das System funktioniert nicht mehr und ist nicht zukunftstauglich. Wir müssen klüger erzeugen und Verteilungsgerechtigkeit sicherstellen. Zu diesem Ergebnis sind, vor allem wissenschaftlich interdisziplinär begründet, auch schon der Weltagrarbericht (IAASTD) 2008 und die HANDY Studie von 2014 (auf Grundlage eines Entwicklungsmodells der NASA, jedoch nicht von ihr beauftragt), gekommen, die mehr als die Landwirtschaft, nämlich die Industrienationen, in den Blick genommen haben. „Weiter so ist keine Option!" – ist die klare Aussage in beiden Studien (Motesharrei, Kalnay: Human and nature dynamics [HANDY]). Nicht zuletzt hat der Lebensmittelhandel eine Schlüsselrolle, denn er besetzt die Stelle der Lebensmittelversorgung für die Mehrheit der Menschen in diesem Land. Doch momentan scheint er Teil des falschen Systems zu sein – des nicht zukunftsfähigen. Er bezieht den Großteil seiner Rohstoffe und Lebensmittel aus dem industriellen System und trägt aufgrund der Machtkonzentration in den landwirtschaftlichen Wertschöpfungsketten zur Konsolidierung des überholten Systems bei.

Zukunftsfähig sind Erzeugnisse, die gut, sauber und fair sind. Sie sind gut, wenn sie unsere fünf Sinne ansprechen und beim Essen Freude bereiten. Sie sind sauber, wenn sie aus ressourcenschonendem ökologischem Anbau kommen, naturbelassen sind oder auf traditionell handwerkliche Art und Weise weiterverarbeitet wurden. Das Grundnahrungsmittel als solches müssen wir herausschmecken können. ‚Fair' bedeutet einerseits, dass das Produkt sowohl für den Erzeuger als auch für den Käufer einen angemessenen Preis hat. Andererseits erfordert es, dass die Erzeugung und Weiterverarbeitung des Produkts Mensch, Tier und Umwelt nicht schaden. Genuss ohne sauber und fair taugt ebenso wenig wie jede andere der möglichen Kombinationen ohne die jeweils andere. Dabei ist nicht zu vergessen, dass gut, sauber und fair die gesamte Kette abbildet – auch das Handwerk! – denn sauber arbeiten kann nur jemand, der sein Handwerk versteht. Dahin müssen wir alle kommen!

Slow Food – Weil Ernährung uns alle angeht und zwar täglich!

Unsere Ziele

Eine zukunftsfähige Lebensmittelwirtschaft, welche sowohl die nächste Generation als auch die wachsende Weltbevölkerung sicher ernähren kann.

Eine kleinbäuerliche Landwirtschaft sowie handwerkliche Fischerei und Lebensmittelproduktion, die im Einklang mit unseren Ökosystemen steht, das Tierwohl achtet, zur nachhaltigen Entwicklung von Regionen beiträgt und kulturelle Traditionen erhält.

Nahrungsmittel, die vielfältig, bunt, regional und mit den Jahreszeiten variieren. Verbraucher, die verantwortungsvoll, genussvoll und wertschätzend mit ihnen umgehen.

Unsere Wege

Projekte zur Ernährungs- und Geschmacksbildung von Kindern, Jugendlichen und Erwachsenen – bundesweit. Trainingsprogramme für Nachwuchskräfte der Lebensmittelbranche.

Aktionen, Veranstaltungen und Projekte, die Erzeuger, Verbraucher und Gastronomen miteinander in Kontakt bringen und die Arten- und Sortenvielfalt schützen.

> Netzwerkarbeit und Dialog mit politischen Entscheidungsträgern, um die Debatte um unsere Nahrung mitzugestalten.
> **Unsere Mitglieder**
> Ob ideell, finanziell und/oder aktiv sowie kreativ – Sie sind Teil eines lebendigen Netzwerks und setzen sich für Veränderung ein. Mit Ihrem Beitrag unterstützen Sie uns, mehr Menschen vor Ort erreichen und überzeugen zu können und dabei unabhängig zu bleiben.

2.5 Slow Food ‚Kriterien'

Werfen wir einen genaueren Blick auf den Ansatz von Slow Food und einem Genuss gewährenden und verantwortungsvoll erzeugten Lebensmittel.

2.5.1 Begriffsdefinition Lebensmittel

Was ist drin, was braucht man, und auf was können wir verzichten? Ein (Er-)Klärungsversuch aus Sicht von Slow Food – kräftig unterstützt durch Dr. Hanns-Ernst Kniepkamp, der lange der Qualitäts-Verfechter bei Slow Food Deutschland e. V. war:

Ein verarbeitetes Lebensmittel besteht aus Inhaltsstoffen, dazu kommen je nach Hersteller Zusatzstoffe, Hilfsstoffe und ggfs. Aromastoffe. Was zu welchen Gruppen gehört, ist per Verordnung gesetzlich geregelt.

2.5.2 Inhaltsstoffe

Inhaltsstoffe sind die wertbestimmenden Stoffe des Lebensmittels. Bei Brot und Backwaren sind das beispielsweise: Mehle, Wasser, Salz, Sauerteig, Milch, Butter, Körner, Gewürze, Früchte; bei Wurst: Fleisch, Speck, Leber, Fleischbrühe, Schwarten, Blut, Gewürze; beim Käse: Milch, Sauermilchquark, Salz, Lab, Gewürze. Diese Aufstellung ist nicht vollständig und dient nur zur beispielhaften Erläuterung.

Zusatzstoffe sind Stoffe, die Lebensmitteln zugesetzt werden, um spezifische Wirkungen im Lebensmittel zu entfalten. Sie sind dazu da, um Struktur, Geschmack, Farbe, sowie chemische und mikrobiologische Haltbarkeit zu regulieren oder zu stabilisieren. Außerdem können sie eine hohe Prozesssicherheit während der Produktion sicherstellen, welche für die industrielle Lebensmittelherstellung von hoher Bedeutung ist. Sie sichert gleich schmeckende Produkte, minimiert unterschiedliche Eigenschaften der Ausgangsprodukte und erleichtert das einwandfreie Arbeiten der Maschinen.

Es sind sowohl synthetische, als auch natürliche, aus Grundnahrungsmitteln isolierte Stoffe, die einem Lebensmittel als Wirkstoff zugesetzt werden. Dazu gehören z. B. Zitronensäure, die mithilfe bestimmter Pilze oder Lecithin, welches aus Soja gewonnen wird, erzeugt werden.

Alle Zusatzstoffe müssen zugelassen sein. Eine Zulassung für Zusatzstoffe darf gemäß der Verordnung (EG) Nr. 1333/2008 nur erteilt werden, wenn sie gesundheitlich unbedenklich sind, soweit die verfügbaren wissenschaftlichen Daten ein Urteil darüber erlauben, ob sie technologisch notwendig sind und der Verbraucher durch ihre Anwendung nicht getäuscht wird. Sie sind meistens für bestimmte Lebensmittel in einer begrenzten Menge erlaubt. Wenn keine Höchstmengen vorgeschrieben sind, gilt der Grundsatz „So viel wie nötig, so wenig wie möglich".

Die Zusatzstoffe sind in Klassen, je nach ihrer Funktion eingeteilt. Manche Zusatzstoffe haben einen Mehrfachnutzen und sind daher auch in mehreren Klassen zu finden. Insgesamt gibt es 27 unterschiedliche Klassen.

Angefangen mit Antioxidationsmitteln über Emulgatoren, Konservierungsmittel, Säureregulatoren bis hin zu Verdickungsmittel und Feuchthaltemittel.

Grundsätzlich gilt, man kann es bereits ahnen, je höher der Industrialisierungsgrad des Lebensmittels, desto mehr Zusatzstoffe sind nötig. Der Food-Journalist Michael Pollan verfasste in seinen „Food Rules" folgendes Credo: „Essen Sie nichts, was Ihre Großmutter nicht als Essen erkannt hätte" (Pollan, M.: *Food Rules*. (2009)).

Des Weiteren sind die Hilfsstoffe zu nennen, die zugegeben werden, um technische Prozesse wie zum Beispiel das Schneiden oder Filtrieren zu erleichtern. Da sie im Herstellungsprozess zerstört werden oder am Ende des Herstellungsprozesses entfernt werden, haben sie im Endprodukt keine Wirkung mehr und müssen daher nicht deklariert werden. Ihr Einsatz muss technisch unvermeidbar, technologisch unwirksam, gesundheitlich sowie geruchlich und geschmacklich unbedenklich sein. Diese Hilfsstoffe müssen im Gegensatz zu den Zusatzstoffen nicht zugelassen werden. Ihre mögliche Auswirkung auf das Lebensmittel wird nicht untersucht. Die Verwendung technischer Hilfsstoffe bleibt weitestgehend dem Hersteller des jeweiligen Lebensmittels überlassen.

Auch Lebensmittel können eine technologische Wirkung in einem Produkt entfalten, sind jedoch nicht als Zusatzstoffe zu deklarieren.

Dazu gehören Hefeextrakt als Geschmacksverstärker, Acerolakirschpulver als Ascorbinsäure-Lieferant oder nitratreiche Gemüseextrakte zum Pökeln von Fleischwaren.

2.5.3 Fazit

Nun wissen wir in Ansätzen, was in industriell erzeugten Lebensmitteln alles drin sein kann, sollten uns aber mal ernsthaft die Frage stellen: Brauchen wir das alles? Wer braucht was wozu? Wie wir gesehen haben, dienen die meisten der oben genannten Stoffe dazu, der industriellen Herstellung auf die Sprünge zu helfen. Sie verbessern die Maschinengängigkeit, erhöhen die Ausbeute und geben den verlorengegangenen Geschmack oder die Farbe zurück. Dies täuscht eine große Vielfalt von Lebensmitteln vor.

Beim näheren Betrachten unterscheiden sich die Produkte jedoch nur durch die Farbigkeit der Etiketten. Die Vielfalt des Geschmacks geht verloren. Wenn wir das nicht wollen, dann müssen wir konsequenterweise eine „handwerkliche Produktion" anstreben.

Diese Produktionsweise ist nicht notwendigerweise von der Größe des Betriebes abhängig, sondern wird bestimmt von handwerklichem Können, Erfahrung und Engagement. Dies sind Voraussetzungen, um auf die meisten Zusatz-, Hilfs-, Aroma- und Farbstoffe verzichten zu können. Kämen dann noch Rohwaren alter Sorten und Rassen aus ökologischer Produktion hinzu, dann wäre die Welt fast wieder in Ordnung. Doch leider ist die Welt nicht so, daher legen wir die Kriterien an Lebensmittel, die dem Anspruch von Slow Food entsprechen wollen, sehr allgemein fest – und geben uns nicht der Illusion hin, dass dies eine einfache zu erfüllende Zielvorgabe ist:

- Eine Produktion, welche die Grenzen unseres Planeten und seiner Ressourcen respektiert
- Mit Respekt vor der Natur und den Tieren hergestellt
- In handwerklicher Herstellung, d. h. der Mensch und sein Können stehen im Mittelpunkt, ressourcenschonend, mit möglichst wenig Zusatz- und Hilfsstoffen
- Dem Produkt Zeit zur Reifung lassend
- Mit auskömmlichen Preisen für alle, die an der Wertschöpfungskette beteiligt sind.

Wohl bekomm's!

2.6 Ausblick

In der Zukunft kann es nur noch um Lebensmittel gehen, die diese oben genannten Kriterien erfüllen. Hier brauchen wir den aufgeklärten mündigen Verbraucher, die steuernde Politik und einen Lebensmittelhandel, der seine gesellschaftliche Aufgabe vor die der Gewinne oder Shareholder-Zufriedenheit stellt – oder zumindest gleichwertig ansieht und danach handelt. Wie soll der Umbau hin zu einem zukunftsfähigen Ernährungssystem vor sich gehen? Wie soll die Richtungsänderung herbeigeführt werden?

Wir müssen handeln – und wenn wir wie bei der Energiewende auch den ersten Schritt tun müssen. Das *International Panel of Experts on Sustainable Food Systems (IPES),* unter der Leitung von Olivier de Schutter, hat zehn Grundsätze formuliert, wie die Transformation hin zu nachhaltigen Lebensmittelsystemen zu bewerkstelligen sei, dem sich Slow Food nur anschließen kann. Wir brauchen den großen Dialog, das Miteinander für eine Veränderung. Die Lebensmittelindustrie und auch der Lebensmittelhandel sind als wirkliche, umfassende Akteure gefordert – nicht nur als einer, der mit einzelnen „Begrünungsmaßnahmen" in Erscheinung tritt, die zwar löblich sind, die aber, wenn die große und gesamte Veränderung nicht das angesagte Ziel ist, am Ende doch nur auf so etwas wie „greenwashing" hinauslaufen.

Wir alle brauchen den großen Prozess der Veränderung, denn wir sind Teil des Lebensmittelsystems, und wir brauchen diesen Wandel JETZT:

Die Grundlagen eines künftigen nachhaltigen Lebensmittelsystems müssen sein, so das IPES:

- Nachhaltigkeit in allen Dimensionen – also auch sozial, kulturell und politisch
- Vielfältig und widerstandsfähig
- Demokratisch und befähigend
- Sozial und technologisch innovativ
- Immer wieder angemessen überprüft, bewertet.

Eine ganz zentrale Rolle kommt in diesem Prozess Politik, Handel und Industrie zu. Die Politik kann Rahmen setzen und Richtung geben, wie wir häufig bei unseren Gesprächen, vor allem in Brüssel, feststellen können. Der Lebensmittelhandel kann aktiv den Umbau des Lebensmittelsystems von nicht-zukunftsfähig auf ein zukunftsfähiges mitgestalten – durch

Beschaffungspolitik, durch Unterstützung von Erzeugern bei ihrer Umstellung, und vielem mehr. Es geht dabei um die Stärkung einer kleinteiligen, lokalen Lebensmittelerzeugung und damit lokaler Ernährungssicherheit.

Zentral wäre eine grundsätzliche Richtungsänderung der Politik, weg von den Maßnahmen konfligierender Ressorts: Agrar, Wirtschaft, Gesundheit, Energie, Verbraucherschutz, etc. hin zu einer ganzheitlichen Ernährungspolitik in Europa.

Durch konsequente Vorgaben zur regionalen Beschaffung von nachhaltig erzeugten Lebensmitteln für Gemeinschaftsverpflegung, für kommunale Einrichtungen, können hier Weichen gestellt werden. Das Beispiel Brasilien, wo durch eine solche Maßnahme zahlreiche Kleinbauern und nachhaltiges Wirtschaften unterstützt werden, mag uns hier was lehren. Wir tun gut daran, mehr Menschen im Sinne von Beteiligung und Befähigung zu aktivieren, den Prozess aktiv mit zu gestalten: etwa durch die Einrichtung der *Food Policy Councils* – der sogenannten Ernährungsbeiräte auf kommunaler Ebene.

Zudem müssen wir, auch wenn das ganz unbequem wird, in eine gesamtgesellschaftspolitische Preisdiskussion eintreten und einen Weg finden, dass Lebensmittel ihren wirklichen Preis reflektieren.

Und dazu bedarf es dringend und sofort einer umfassenden Transparenz, was die Inhalts-Zusatz-Hilfsstoffe, angeht. Der Konsument ist eher bereit, einen angemessenen Preis zu bezahlen, wenn er erkennt, was für ein Produkt er kauft. Und wenn wir verstehen, dass es billige Lebensmittel jenseits aufgrund ihrer wahren Produktionskosten nicht gibt, und wir alle, auch die ärmere Bevölkerungsschicht, früher oder später für die Umweltschäden und die sozialen Folgekosten aufkommen, kann das zur notwendigen Akzeptanz höherer Preise führen. Wenn die Preise von Lebensmitteln real werden, dann fällt das bestehende System an dieser Stelle auseinander. Dann wird auch klar, dass billige Lebensmittel und niedrige Löhne zusammenhängen. Mehr hungrige Menschen als Folge höherer, aber dafür realer Preise? Privatisierte Gewinne und sozialisierte Schadensbeseitigung? Es ist eine Systemfrage auch hier.

Eine Umgestaltung des Ernährungssystems hin zur Zukunftsfähigkeit ist eng verbunden mit einer stärkeren regionalen Nahrungsmittelsicherheit und einer verbesserten Widerstandsfähigkeit der Versorgungssysteme. Darin sind die ökologisch und divers arbeitenden bäuerlichen Betriebe und die handwerkliche Lebensmittelherstellung von elementarer Bedeutung. Der Handel wird Wege finden müssen, damit die lokale Versorgung zu stärken.

Doch damit ein solches Versorgungssystem funktionieren kann, muss die Wiederherstellung der kleinräumigen Strukturen zwischen Ur-Erzeugung und Handel gesichert werden. Denn wie soll kleinräumige, nachhaltige Landwirtschaft gehen, wenn die nächsten Stufen der Wertschätzungskette nicht mehr da sind? Wer soll nachhaltig erzeugte Getreidepartien beispielsweise aus der Region verarbeiten, wenn die vorgelagerten Strukturen, etwa Mühlen, und das Wissen und Können des Handwerks verschwunden sind? Hierzu gibt es bereits Beispiele mitten in Deutschland, initiiert von leidenschaftlichen Akteuren und Mitstreitern.

Ebenso gibt es bereits neue Konsumenten – Prosumenten oder Ko-Produzenten – die in der Regel keinen Lebensmitteleinzelhandel mehr brauchen, weil sie sich gemeinsam mit anderen von unten her neue, bessere, nachhaltigere Strukturen geschaffen haben, wie z. B. *Community Supported Agriculture*, Gemeinschaftshöfe, Bio-Kisten, Einkaufsgemeinschaften, *Solidarische Landwirtschaft, Marktschwärmer (vormals food assembly)*, etc.

Wir müssen uns alle ernsthaft auf den Weg machen, und zwar sofort! Mit altem Denken wird das nicht klappen. „Probleme kann man niemals mit derselben Denkweise lösen, durch die sie entstanden sind" resümierte bereits Albert Einstein. Daher sind mutige, entschlossene und verantwortungsvolle handelnde Vorreiter, Akteure gefragt, die keine Angst vor dem ersten Schritt haben, sondern vorangehen und zum Umbau des Lebensmittelsystems anstiften. Slow Food und Slow Food Deutschland sind mit dabei. Es muss gelingen, denn es geht ums Ganze: ***The future of food is the future.***

Literatur

Against-Cheap-Food.pdf. Zugegriffen am 28.08.2018
BMEL (2015) Welternährung verstehen – Fakten und Hintergründe. BMEL, Berlin
BMZ (2018) Die Agenda 2030 für nachhaltige Entwicklung. https://www.bmz.de/de/ministerium/ziele/2030_agenda/17_ziele/ziel_002_hunger/index.html. Zugegriffen: 18. Nov. 2018
Bundeszentrale für politische Bildung (bpb) (2017) Unterernährung. http://www.bpb.de/nachschlagen/zahlen-und-fakten/globalisierung/52693/unterernaehrung. Zugegriffen: 22. Aug. 2018
Chris Arsenault: Only 60 years of farming left if soil degradation continues, scientific American. https://www.scientificamerican.com/Jarticle/only-60-years-of-farming-left-if-soil-degradation-continues – letzter Zugriff, Februar 2018

Christmann L (2014) Menschenrecht auf Nahrung. http://www.bpb.de/internationales/weltweit/welternaehrung/178491/menschenrecht-auf-nahrung. Zugegriffen: 29. Aug. 2018

FAO (2017) SOFI 2017. http://www.fao.org/state-of-food-security-nutrition/en/. Zugegriffen: 29. Aug. 2018

FAO (2018) World Food Day. http://www.fao.org/world-food-day/en/. Zugegriffen: 18. Nov. 2018

Global Alliance for the Future of Food. http://futureoffood.org/wp-content/uploads/2016/09/

Gura S, Meienberg F, Gex M, Homann S (2014) Agroploy. Erklärung von Bern, Zürich

Hilt K (2018) Industrialisierung in Deutschland. https://www.planet-wissen.de/gesellschaft/wirtschaft/industrialisierung_in_deutschland/index.html. Zugegriffen: 18. Nov. 2018

IPES. http://www.ipes-food.org/10-principles-to-guide-the-transition-to-sustainable-food-systems. Zugegriffen: 27. Aug. 2018

Kaufmann S (2018) Geschichte der Landwirtschaft. https://www.planet-wissen.de/gesellschaft/landwirtschaft/geschichte_der_landwirtschaft/index.html. Zugegriffen: 22. Aug. 2018

Kotschi N (2018) Bodenlos: Negative Auswirkungen von Mineraldüngern in der tropischen Landwirtschaft. Heinrich-Böll-Stiftung, Berlin

Monteiro, Dr. Carlos. Studie 2010. www.wphna.org/.../downloadsnovember2010/10-11%20WN%2...D. Zugegriffen: 24. Nov. 2018

Motesharrei S, Rivas J, Kalnay E (2014) Human and nature dynamics (HANDY): modeling inequality and use of resources in the collapse or sustainability of societies. Ecol Econ 2014(5):90–102

Nikolic J (2018) Heinrich-Böll-Stiftung. https://www.boell.de/de/2014/01/13/die-landwirtschaft-muss-klimaneutral-werden. Zugegriffen: 29. Aug. 2018

Ormeloh S, Schlier N (2005) Hartz IV Kochbuch. Lumica, Immenstaad

Pollan M (2009) Food Rules. 64 Grundregeln Essen. Essen Sie nichts, was Ihre Großmutter nicht als Essen erkannt hätte. Kunstmann antje, München

Schmidt D (2014) Zeit online. Geschichte der Industrialisierung. https://blog.zeit.de/schueler/2014/01/23/industrialisierung-geschichte-revolution. Zugegriffen: 22. Aug. 2018

Statistisches Bundesamt (2016). https://www.destatis.de/DE/PresseService/Presse/Pressemitteilungen/2016/11/PD16_391_634.html. Zugegriffen: 29. Aug. 2018

The Lancet (2017) Worldwide trends in body-mass index, underweight, overweight, and obesity from 1975 to 2016. https://www.thelancet.com/journals/lancet/article/PIIS0140-6736(17)32129-3/fulltext. Zugegriffen: 29. Aug. 2018

Umweltbundesamt (2016) Daten zur Flächennutzung. https://www.umweltbundesamt.de/daten/flaeche-boden-land-oekosysteme/flaeche/struktur-der-flaechennutzung#textpart-1. Zugegriffen: 29. Aug. 2018

Umweltbundesamt (2018) Daten Ökologischer Landbau. https://www.umweltbundesamt.de/daten/land-forstwirtschaft/oekologischer-landbau#textpart-1. Zugegriffen: 18. Nov. 2018

WHO/Europa (2017) Welt-Adipositas-Tag: Adipositas und ihre Folgen für die Gesellschaft. http://www.euro.who.int/de/health-topics/noncommunicable-diseases/obesity/news/news/2017/10/world-obesity-day-understanding-the-social-consequences-of-obesity. Zugegriffen: 18. Nov. 2018

WHO/Europa (2018) Der Europäische Gesundheitsbericht 2018. http://www.euro.who.int/en/data-and-evidence/european-health-report/european-health-report-2018/european-health-report-2018-more-than-numbers-evidence-for-all.-highlights-2018. Zugegriffen: 18. Nov. 2018

Wittig F (2018) Geschichte der Düngemittel. https://www.planet-wissen.de/gesellschaft/landwirtschaft/anbaumethoden/pwiegeschichtederduengemittel100.html. Zugegriffen: 28. Aug. 2018

Zukunftsstiftung Landwirtschaft (2013) Wege aus der Hungerkrise-Die Erkenntnisse und Folgen des Weltagrarberichts: Vorschläge für eine Landwirtschaft von morgen. Zukunftsstiftung Landwirtschaft, Berlin

Zukunftsstiftung Landwirtschaft: Agrarbericht 2008. https://www.weltagrarbericht.de/…/weltagrarbericht/…/WegeausderHungerkrise_klein. Zugegriffen 27. Aug. 2018

http://www.euro.who.int/de/media-centre/events/events/2013/07/vienna-conference-on-nutrition-and-noncommunicable-diseases/biographies/dr-carlos-a.-monteiro. Zugegriffen: 24. Nov. 2018

Dr. Ursula Hudson, geb. 1958; Promotion München 1993; wissenschaftliche Assistentin am Fachgebiet Interkulturelle Germanistik der Universität Bayreuth; von 1996 bis 2004 Lehrtätigkeit an den Universitäten von Cambridge und Oxford (UK); seit 2005 freie Forschungs- und Autorentätigkeit; Mitglied der Deutschen Akademie für Kulinaristik e. V.; seit Februar 2010 Mitglied des Vorstands von Slow Food Deutschland e. V.; seit Juni 2012 Vorsitzende des Vereins und Mitglied im Vorstand von Slow Food International. Veröffentlichungen und Vorträge zu kulinarischer Bildung (u. a. Kulinarische Bildung, in: Bildung. Ziele und Formen, Traditionen und Systeme, Medien und Akteure. Hrsg. Von Michael Maaser und Gerrit Walther, Stuttgart 2011), zum Kulturthema Essen; zu Regionalität und Identität; Küchenbücher, zur kulinarischen künstlerischen Geselligkeit („Meisterwerke für uns'ren Gaumen". Max Liebermanns Geselligkeit und feine Küche'. Vacat Verlag. 2009), aber auch zu Kunst und Design am Beginn des 20. Jahrhunderts (Umfeld: Paul und Bruno Cassirer).

Beiträge für das journal culinaire. Kultur und Wissenschaft des Essens; edition wurzer & vilgis; u. a. gemeinsam mit Anita Idel: Statt eines Abschieds vom Fleisch. Tierische Weidehaltung. journal culinaire 09. Ursula Hudson lebt und arbeitet in Deutschland und in Großbritannien.

Angelika Elsermann ist beruflich als Architektin tätig, befasst sich aber aus ganz persönlichen Gründen schon seit vielen Jahren mit dem Thema Ernährung und deren „Umfeld", mit der Zielsetzung, die Auswirkungen der vielfältigen Ernährungsweisen für den eigenen Energie- und Lebenslevel zu erfahren. In diesem Zusammenhang nahm sie 2014 an einer Veranstaltung des Slow Food Salons in Berlin teil und wurde anschließend Teil des Teams und Mitglied dieser weltweiten Vereinigung. Seitdem hat sie als aktives Mitglied etliche Veranstaltungen für den Slow Food Salon und in Kooperation mit dem Diderot Berlin – Kultur und Essen – mit organisiert bzw. als Referentin teilgenommen.

3

Die Wahrnehmung der Lebensmittelbranche in der Öffentlichkeit

Christoph Minhoff

Zyklopische Hallen in Edelstahl ausgekleidet, bar jeder Spur menschlichen Lebens; schier endlose Fließbänder, auf denen Roboterarme und seltsam blinkende Apparaturen aus einer gräulichen Masse augenscheinlich schmackhaft anmutende Grillhähnchen und andere fertige Gerichte modifizieren – diese Szenebeschreibung könnte typischerweise aus einer tagesaktuellen gestellten Undercover-Reportage stammen, welche die angeblich finsteren Machenschaften der Lebensmittelindustrie zur Verbraucheraufklärung aufdeckt.

Was mag es bedeuten, wenn sich der grundlegende Tenor aktueller Berichterstattung zur Lebensmittelbranche nicht mehr von der Satire der skurrilen Fabrikszene des Louis de Funès-Films „Brust oder Keule" unterscheidet? In dem über vierzig Jahre alten Film persifliert Louis de Funès schon damals die vermeintliche Diskrepanz zwischen Lebensmittelindustrie und Gourmetküche. Immer noch bietet der Film mit seinen hemmungslos übertriebenen, urkomischen Bildern bestes Amüsement und man sollte davon ausgehen, dass niemand solche Bilder eins zu eins für bare Münze nimmt. Umso beunruhigender scheint die Tatsache, dass die mediale Berichterstattung über Lebensmittel im Laufe der Jahre voreingenommener und schriller wird und sich kaum noch von der überzeichneten Komödie unterscheiden lässt.

C. Minhoff (✉)
Lebensmittelverband Deutschland, Berlin, Deutschland
E-Mail: minhoff@lebensmittelverband.de

Das Ernährungsbewusstsein und die mediale Themenfokussierung dazu, aber auch Adipositas und der Mangel an Küchenqualifikation scheinen parallel anzusteigen. Für die Öffentlichkeit ist der Sündenbock schnell ausgemacht: Unsere Kinder sind zu dick, weil auf den Verpackungen die Zutatenliste zu kleingedruckt und die Angaben zu unübersichtlich seien, außerdem seien in den Produkten mehr oder weniger konsequent Zutaten wie Fett und Zucker „versteckt". Tatsächlich hat sich die Berichterstattung über die Lebensmittelbranche als Gesamtheit in 2017 im Vergleich zum Vorjahr verfünffacht und über die Hälfte aller Beiträge zeigen bereits im Titel negative Voreingenommenheit.[1] Ist die Lebensmittelbranche wirklich so schlimm?

Wir reden nicht von Fake News – ein Gegenangriff.
Bei jeder Form von Kritik ist es wichtig, zunächst zu schauen, wer mit welcher Absicht kritisiert, bevor man sich mit dem Inhalt der Kritik auseinandersetzt. Im Diskurs über Übergewicht als Volkskrankheit beispielsweise sollte man die Rolle der Medien wesentlich kritischer beleuchten, wenn wir uns doch darüber einig sind, dass Übergewicht ein multikausales Problem darstellt, dessen Komplexität noch gar nicht vollständig erfasst ist. Bei der Übergewichtsentwicklung spielen neben Ernährung und Bewegung noch unzählige andere Faktoren mit hinein, angefangen bei der Work-Life-Balance, dem täglichen Stress und dessen Ausgleich – was einen entscheidenden Einfluss auf den Hormonhaushalt hat – Schlafdauer und Schlafqualität, der Glücks- bzw. Zufriedenheitsfaktor, das Sozialleben, die familiäre Situation, der Freundeskreis. Bei diesem komplexen Thema meinen manche Redakteure, mit einem selbsternannten Ernährungs- oder Gesundheitsexperten im Rahmen einer Dreiviertelstunde Infotainment-Sendung einfache, leicht konsumierbare Antworten zu finden. Aber anstelle als simple Antwort die Lebensmittelbranche als Dauer-Buhmann hinzustellen, könnte man das Themenfeld ja mal kontroverser diskutieren. Nur fehlen dann eben die so schönen einfachen Lösungen und Handlungsempfehlungen, die Service-Sendungen meistens geben möchten, um die Zuschauer möglichst an sich zu binden.

Ähnlich ist es im Printbereich. So wird schnell aus der schrillen Skandalüberschrift eines Wochenmagazins der verzweifelte Hilferuf eines Mediums, das um sein Überleben kämpft. Ursache dieses weitläufigen Phänomens ist die Medienkrise, neutraler auch „Medienwandel" genannt.

Wesentliche Faktoren dieses Wandels sind zum Einem die wachsende Dominanz großer Medienunternehmen. Dies hatte vielfach die

---
[1] Borowsky (2018).

Komprimierung der Redaktionen zur Folge, mit der Konsequenz, dass die Redakteure nicht mehr nur z. B. die Printmedien bearbeiten, sondern parallel das Onlineangebot, was in erster Linie erhöhten Zeitdruck beim vermehrten Arbeitsaufwand bedeutet. Daraus resultiert ein gewisser Qualitätsmangel. Mit hinein spielt dabei natürlich die Verschiebung der Medienhoheit vom Print und Rundfunk ins Internet, unter Berücksichtigung der damit verbundenen Wandlung der Werbeträger: statt Abonnenten müssen jetzt Klicks generiert werden.

Eine andere Ausprägung der Neoliberalisierung des Journalismus ist eine aufs Publikum zugeschnittene Berichterstattung und Themenfokussierung. Dieses Phänomen nennt man landläufig Infotainment und steht für mediale Skandalisierung und Emotionalisierung; hier werden gerne „weiche" Themen fürs breite Publikumsspektrum aufgegriffen.[2]

Essen muss jeder – also ein hervorragendes Thema zwischen tagespolitischen Aufregern, denn jeden geht Essen an, und jeder hat eine Meinung dazu. Besonders „dankbar" für Redakteure sind in dem Zusammenhang ethische Aspekte, wie die Tierwohl-, Bio- oder Regionallabels, deren Sendezeit in TV-Beiträgen sich im vergangenen Jahr fast verdreifacht[3] hat im Vergleich zum Vorjahr. Nichts heizt so sehr das Gemüt an, wie das Gefühl beim Verbraucher, betrogen worden zu sein, dementsprechend waren dreiviertel aller Titel bei diesen Sendungen negativ konnotiert, z. B. „Von wegen Bio- – wenn Tiere auf Biohöfen genauso leiden". Ob hier die große Enthüllung zur Verbraucherinformation stattfindet, oder künstliche Entrüstung die Emotionen sowie die damit verbundenen Zuschauerzahlen bzw. Klicks in die Höhe treiben soll, bleibt offen. Willkommen im postfaktischen Zeitalter!

Das Evozieren von Gefühlen statt Denkanstößen, Emotionen statt Informationen, kann den Journalisten schnell zum Aktivisten machen. Fast möchte man das klassische Joachim Friedrichs-Zitat „Distanz halten, sich nicht gemein machen mit einer Sache, auch nicht mit einer guten, nicht in öffentliche Betroffenheit versinken, im Umgang mit Katastrophen cool bleiben, ohne kalt zu sein."[4] diesen Redakteuren um die Ohren hauen; jeder junge Zeitungspraktikant wird normalerweise mit diesen Worten empfangen.

---

[2]Bonfadelli (2016).
[3]Borowsky (2018).
[4]Der Spiegel (1995).

3.1 Die Rolle der NGOs

Stattdessen muss man bei der Übersicht der Berichterstattung konstatieren, dass als unangenehmer Nebeneffekt des Infotainments mit seiner oberflächlichen Recherche und dem skandalisierenden Duktus, der Einfluss von Nichtregierungsorganisationen (NGOs) immer stärker wächst. Vom ursprünglichen Status der konterkarierenden Interessenvertretung in der öffentlichen Debatte erscheinen deren Vertreter inzwischen oft als Experten. Im Sinne der vermeintlich „Guten Sache" kollaborieren Journalist und NGO oftmals und propagieren gemeinsam deren abgedrehte und überspitzte Postulate. So versetzen sie die Verbraucher in Angst und Schrecken, wodurch sie zwar bestens unterhalten sein mögen, von einer ausgewogenen Information jedoch nicht die Rede sein kann.

Man sollte sich in diesem Zusammenhang auch die Überlebensstrategie solcher NGOs vergegenwärtigen: diese erhalten über die Medien ihre Plattform, um ihre Angst erzeugenden Botschaften zu verbreiten, die Lebensmittelwirtschaft als das Böse zu überzeichnen und in einfacher, populistischer Art und Weise als den Buhmann darzustellen. Skandal um Skandal sorgen bei der Bevölkerung für Verunsicherung und Angst. Und Angst ist es natürlich, die Mitglieder und ihre Spenden in die Arme dieser Organisationen treiben. NGOs spielen sich als Advokat der Öffentlichkeit auf und erschaffen so mithilfe der Journalisten einen von ihnen selbst definierten Rahmen, in dem sich die Wirtschaft zu bewegen habe. Aber in Kennzeichnungs- und Sicherheitsfragen gelten nun mal nicht medial festgelegte Standards, sondern durch die Politik vorgegebene Gesetze, Verordnungen und Leitlinien.

3.2 Verbraucherleitbild in den Medien

Fernab von wissenschaftlichen Diskursen verbreiten NGOs und andere selbsternannte Experten ihre teils abstrusen Botschaften, die am gesunden Menschenverstand zweifeln lassen. Das nimmt dann durchaus religiöse Züge an: Wer ohne Sünde isst, werfe den ersten Stein! Nicht ohne Grund bedienen sich die meisten der Weltreligionen mehr oder weniger strengen Speiseregeln wie beim Clean eating: Wer davon abweicht, lebt in Sünde. Doch durch die allgegenwärtigen Versuchungen ist es nahezu unmöglich, sündenfrei zu leben. Dies schafft auf simple Weise ein schlechtes

Gewissen. Und der schuldige Verführer ist selbstverständlich die Lebensmittelindustrie. Also ziehen die Heilsbringer in verbraucheraufklärerischer Absicht in Scharen in die Supermärkte, um der Vielzahl der dortigen Produkte die Marketingmaske herunterzureißen und die geheimnisvollen Inschriften auf den Verpackungen zu entschlüsseln. Nach gefühlt tausendundeiner Sendung voller erklärungsfreudiger Superhausfrauen, Foodcoaches und Möchtegern-Buchautoren sollte man meinen, dass die Fernsehnation nun geläutert sei und ihr Einkaufs- und Ernährungsverhalten nach NGO-Richtlinien geändert habe. Der Logik folgend, müssten wir dann auch alle kontinuierlich verschlanken. Tun wir aber nicht. Warum? Weil es eben doch nicht so einfach ist und simple Lösungen der Komplexität der Ernährungswissenschaften nicht gerecht werden. Die Frage drängt sich zudem auf, welches Verbraucherbild über die Medien transportiert und damit legitimiert wird, wenn in bestmöglich unbedarfter Gut-/Böse-Dramaturgie die typische Verbraucherin dargestellt wird, die zwar zig Diäten hinter sich hat, aber mit einem soliden Ernährungskonzept heillos und dann beim Supermarkteinkauf vollends überfordert ist. Derartiges meinen Verbrauchersendungen wie „Markt" vielleicht in bester Absicht, aber das Bild vom Verbraucher, der an die Hand genommen werden muss, wird damit im kollektiven Bewusstsein konsolidiert. Man möge doch aber bitte seine Zuschauer nicht für dumm verkaufen! Auch die Medien sollten sich am gängigen Verbraucherleitbild des Europäischen Gerichtshofs (EuGh) orientieren, das vom durchschnittlich informierten, aufmerksamen und verständigen Durchschnittsverbraucher ausgeht.

3.3 Was die Oma noch wusste

Was den Medien und dem Angebot der Lebensmittelbranche gemein ist, offenbart sich beim Blick in den Kiosk und den Supermarkt: für jeden Geschmack, jeden Bedarf, jeden Trend, jeden Spleen warten sowohl die deutsche Medienlandschaft als auch die Ernährungswirtschaft mit einem breitgefächerten Angebot auf: Vegan, Vegetarisch, Fairtrade, Bio, Regional, saisonal, zucker-,fett- oder kalorienreduziert, „frei von", große Packung, kleine Packung, von marktfrisch zubereitet, gekühlt, tiefgekühlt bis hin zur alles überdauernden Konserve. Dazu steht der beliebte mediale Vorwurf im Raum, dass diese Vielfalt für jeden individuellen Lebensstil nur ein Überangebot von verarbeiteten Lebensmitteln sei, welches mittels subversiver

Werbung die Verbraucher verführt und von frischer, gesunder Kost abhält. Die einfache marktwirtschaftliche Regel „Die Nachfrage bestimmt das Angebot" wird dabei vollkommen ignoriert. Nicht jeder ist ein Hobbykoch, häufig ist das Wissen um Lebensmittelzubereitung auch nicht mehr vorhanden. Oder unser Alltag bietet für viele nicht mehr die zeitlichen Kapazitäten, um beispielsweise Gemüse sauer einzumachen, Marmeladen zu kochen, Fonds anzusetzen oder einen Braten zu schmoren.

Seit vielen Jahren befürwortet die Lebensmittelbranche Basiswissen rund um Ernährung und Lebensmittel faktenbasiert und objektiv im Lehrplan, am besten bereits ab der Grundschule, zu verankern.

Und interessanterweise bilden genau diese altertümlich als „Hausfrauenwissen" bezeichneten Fähigkeiten und Fertigkeiten als kontemplatives Hobby eine immer wachsende Fanbase in den Social Medias aus. Plattformen wie Pinterest oder Instagram sind voll mit Lebensmittelkünstlern und vielfältigen Zubereitungsarten, die kreativ den Sprung in die Gegenwart geschafft haben; statt Sauerkraut wird Kim chi angesetzt, Frischkornbrei heißt heute Porridge, und in der Großstadt wird geimkert. Diese Erscheinung ist begrüßenswert und garantiert ein Schritt in die richtige Richtung, aber leider ist das nur eine Möglichkeit für einen Bruchteil der Bevölkerung. Nicht jeder hat die Zeit, über den Wochenmarkt zu gehen, alles frisch einzukaufen und Nudelteig selbst herzustellen. Deshalb haben die Verbraucher die Wahl aus 170.000 sicheren, hochwertigen und schmackhaften Lebensmitteln!

Wenn Fernsehköche in ihren Sendungen davon träumen, dass Menschen nur noch von biologisch einwandfreien, regionalen, marktfrischen Nahrungsmitteln leben, dann sollte man zur Realisierung dieses Ideals vielleicht noch die massive Dezimierung der Bevölkerung als Argument vorbringen, damit die Flächendeckung der Versorgung überhaupt gewährleistet werden kann. Wenigstens sollte eine neue Arbeitszeitverordnung diesbezüglich zu Wege gebracht werden, damit jeder stundenlang in der Küche stehen kann wie die Profis.

3.4 Sichere Lebensmittel garantiert durch dreistufiges Kontrollsystem

Was genau in diesen Punkt des Diskurses mit hineingehört, ist der Begriff der ungesunden Lebensmittel. Es gibt keine gesundheitsschädlichen Lebensmittel im Handel! Der rechtliche Rahmen ist klar definiert. Wenn von einem Lebensmittel eine Gesundheitsgefahr ausgeht, dann muss es öffentlich zurückgerufen werden. Es liegt im eigenen Interesse der Hersteller, dass sie unter ihrer Marke keine gesundheitsschädlichen Lebensmittel in den Verkehr bringen. Die Sicherheit der Verbraucher geht selbstverständlich immer vor wirtschaftlichem Interesse oder Image. Die engmaschigen Lebensmittelkontrollen der Hersteller funktionieren einwandfrei, denn durch immer bessere und feinere Analysemethoden werden beispielsweise Verunreinigungen – auch im minimalen Bereich – gefunden und notwendige Rückrufe können schneller veranlasst werden. Die Hauptverantwortung bei der Herstellung und Behandlung von Lebensmitteln tragen grundsätzlich die Lebensmittelhersteller. Sie prüfen im Rahmen von umfangreichen Eigenkontrollen die Sicherheit und Verkehrsfähigkeit von Lebensmitteln und stellen sicher, dass die lebensmittelrechtlichen Gesetze eingehalten werden. Ergänzend zu den betrieblichen Eigenkontrollen unterstellen sich die Unternehmen zunehmend einer weiteren Kontrolle durch externe, unabhängige Auditoren auf der Grundlage privatrechtlicher Standards. Zusätzlich werden die Qualitäts- und Sicherheitskontrollen der Hersteller in Stichproben durch die staatliche Ebene überprüft. Sie stellen damit eine unverzichtbare ergänzende „Kontrolle der Kontrolle" durch die amtliche Lebensmittelüberwachung dar.

3.5 Genuss bleibt auf der Strecke

Gute und böse Lebensmittel sind eine Konstruktion selbsternannter Heilsbringer. Was diese nicht berücksichtigen, ist die Tatsache, dass Genuss ein nicht zu unterschätzender Bestandteil des Wohlbefindens ist. Essen mit allen Sinnen, Essen, was uns schmeckt, löst positive Gefühle in uns aus.[5] Und wer möchte diese bitte missen? Die Entscheidung, was man isst und was nicht, ist und sollte eine höchstpersönliche Entscheidung bleiben. Jeder muss selbst auf seinen Körper hören und darauf achten, was diesem gut tut und was nicht. Man könnte ebenso die Frage stellen, ob sich

---

[5]Vgl. Interviewreihe „Essen mit allen Sinnen" auf www.lebensmittelverband.de/reihe-essen-mit-allen-sinnen.

die Verbraucher vorschreiben lassen würden, welches Auto sie fahren, welche Kleidung sie tragen oder welche Musik sie hören. Die Verbraucherinnern und Verbraucher haben die freie Wahl und diese sollten sie nach ihrem gusto auch nutzen dürfen, ohne dass ständig Teile der Gesellschaft versuchen, ihnen ein schlechtes Gewissen einzureden. Wir sind das Land der 3200 Brotsorten und 1500 Wurstsorten. Wir werden international für unsere Qualität geschätzt. Die Ernährungsindustrie erwirtschaftet jeden dritten Euro im Ausland. Zu den größten Absatzmärkten außerhalb der EU zählen die Schweiz, die USA, China und Saudi-Arabien. Zu den Exportschlagern gehören Fleischerzeugnisse, Milchprodukte wie Käse, Süßwaren und Getränke. Deutsche Lebensmittel sind gefragt und deshalb brauchen wir uns nicht zu verstecken.

3.6 Das „dicke" Problem

Doch solche Zahlen sind zuweilen für die Medien uninteressant. Medial ist die Lebensmittelwirtschaft vor allem eins: der Hauptverursacher allen Übergewichts. Glücklicherweise liegen dazu Fakten und reale Zahlen parat: Im Jahr 1998 gab es den Bundesgesundheitssurvey, zwischen den Jahren 2008 bis 2011 hat dann das Robert Koch-Institut in der Studie zur Gesundheit Erwachsener in Deutschland umfassende Gesundheitsdaten erhoben. Vergleicht man die Ergebnisse beider Studien, so ist die Häufigkeit von Übergewicht nahezu unverändert geblieben. Demnach sind ca. 67 % der Männer und 53 % der Frauen übergewichtig. Auch für Kinder und Jugendliche hat die jüngste Veröffentlichung der KiGGS-Daten[6] des Robert Koch-Instituts gezeigt, dass im Vergleich zur Basiserhebung (2003 bis 2006) in allen Altersgruppen kein Anstieg der Übergewichtsprävalenz zu beobachten ist. 15 % der Kinder und Jugendlichen sind im Schnitt übergewichtig, davon 6 % adipös. Stagnation – das ist kein Grund zum Jubeln, aber eben auch kein Grund zur Panik. Es ist eine gute Grundlage, um nachhaltige und zielorientierte Lösungen zu implementieren. Dazu gehört der wissenschaftliche Grundstock für geplante Maßnahmen.

Und das muss noch mal in aller Deutlichkeit gesagt werden: Übergewicht ist nicht gleichzusetzen mit Krankheiten. US-Wissenschaftler haben vor zwei

---

[6]KiGGS (2018).

Jahren untersucht, wie genau man mit dem BMI vorhersagen kann, ob ein Mensch gesund ist.[7] Ihr Ergebnis: 54 Mio. Amerikaner, die aufgrund ihres BMI als nicht gesund gelten, zeigten keine Anzeichen von Krankheit. Ihr Blutdruck, der Blutzuckerspiegel, die Cholesterin- und Körperfettwerte waren völlig normal. Ungefähr die Hälfte der als übergewichtig geltenden Amerikaner war demnach gesund. Und sogar bei 19,8 Mio. Menschen, die dem BMI zufolge adipös waren, fanden die Forscher keine Anzeichen von Herz-Kreislauf-Erkrankungen. Die pauschale Stigmatisierung übergewichtiger Menschen muss aufhören.

Zweitens, Übergewicht hat nachweislich viele Ursachen, die in einem komplexen Geflecht miteinander verwoben sind. Bewegungsmangel ist ein bedeutender Faktor. Und da zitiere ich wieder die KiGGS-Studie, denn 77 % der Mädchen und 70 % der Jungen im Alter von 3 bis 17 Jahren erreichen NICHT die Bewegungsempfehlung von einer Stunde pro Tag. Warum? Weil sie viel Sitz-Zeit in der Schule verbringen und zu Hause am Schreibtisch, um Hausaufgaben zu machen oder am Computer, Tablet oder Smartphone zu daddeln. Weil manche Infrastruktur es noch nicht einmal zulässt, dass wenigstens der Schulweg zu Fuß oder mit dem Rad zurückgelegt werden kann. Da müssen Busse und Bahnen fahren oder die Eltern Chauffeur spielen. Auch ein Blick auf einige städtische Spielplätze, auf die man seine Kinder nicht freiwillig alleine lässt, lohnt sich. Und schließlich ist die Mitgliedschaft in einem Sportverein oder der regelmäßige Schwimmbadbesuch auch eine Frage des Geldes.

Unser sitzender Lebensstil und unser Bewegungsmangel führen im Zusammenspiel mit einer nicht bedarfsgerechten Ernährung zu Übergewicht. Denn wer dauerhaft mehr Energie zu sich nimmt, als er verbraucht, setzt Gewicht an. Entscheidend ist also die gesamte Kalorienbilanz und nicht die Fokussierung auf einzelne Nährstoffe oder einzelne Lebensmittel. Generell ist nach den Empfehlungen der Deutschen Gesellschaft für Ernährung eine abwechslungsreiche und vielseitige Ernährung das Optimum für die Gesunderhaltung und das Wohlbefinden des Einzelnen. Und die Lebensmittelwirtschaft bietet hierfür für Jeden nach individuellen Geschmacksvorlieben das passende Produkt!

---

[7]Tomiyama (2016).

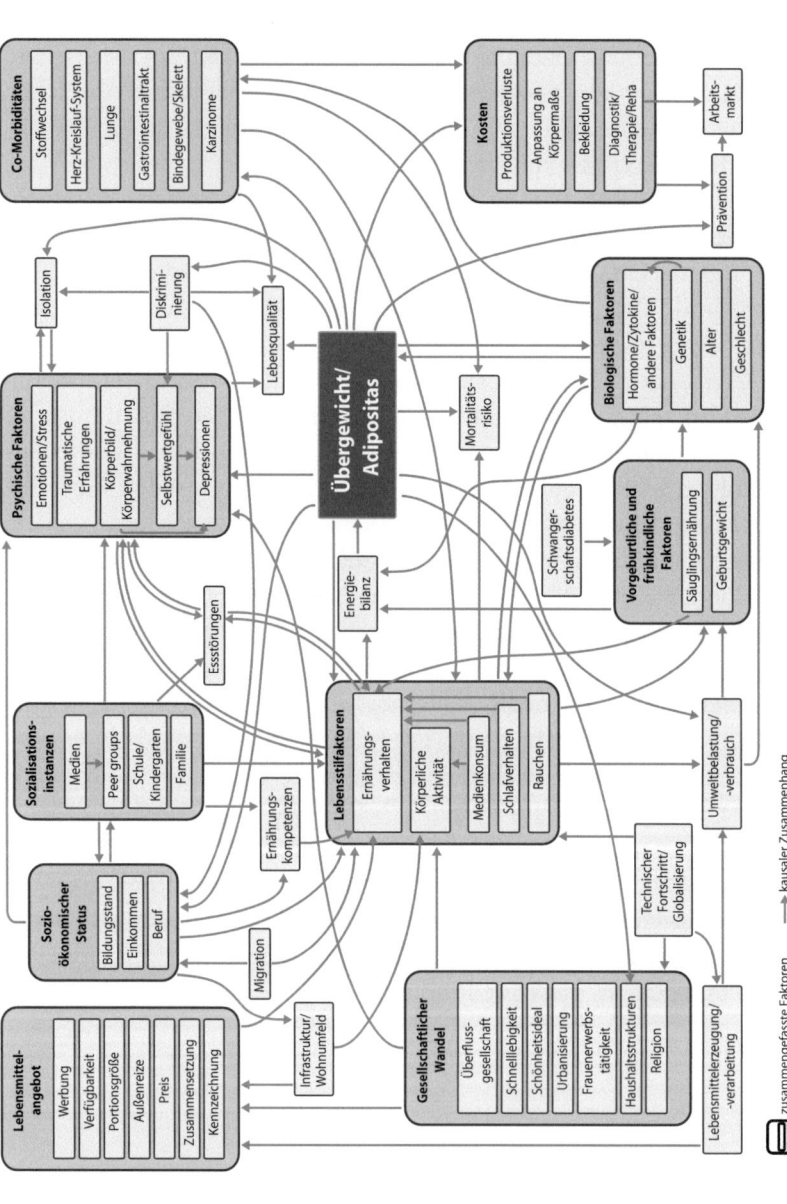

Abb. 1 Mit der Modellierungstechnik NutriMod erstelltes qualitatives Ursache-Wirkungs-Modell zum komplexen Zusammenspiel von Einflussfaktoren auf und Auswirkungen von Übergewicht/Adipositas [10] Quelle: Hummel E, Wittig F, Schneider K, Gebhardt N, Hoffmann I (2013) The complex interaction of causing and resulting factors of overweight/obesity. Increasing the understanding of the problem and deducing requirements for prevention strategies. Ernaehrungs Umschau international 60(1):2–7 2009

3.7 Ein bisschen Licht ins Lebensmittelparanoiadickicht

Zurück zu den Medien. Im März 2017 demonstrierte der SPIEGEL-Artikel „So schmeckt die Zukunft" die krude Arbeitsmethode von einigen Journalisten heutzutage. Dem Redakteur kann man tatsächlich für diesen Artikel unglaublich kreatives Potenzial unterstellen. Vermutlich ist er der einzige Mensch, der auf die Idee käme, die Anuga – für die Fachwelt eher die Realversion von Willy Wonkas Schokoladenfabrik – als düster grausige Dystopie zu beschreiben. In Roald Dahls Roman offenbart sich einer Gruppe Kinder eben jene Fabrik als glitzernd-futuristisches Süßigkeitenparadies. Auch für das Kreieren eines pseudowissenschaftlichen Fachbegriffs wie der hedonischen Hyperphagie, das unkontrollierte Weiteressen, obwohl man längst satt ist, kann man dem SPIEGEL-Redakteur Respekt zollen. Aber ganz ehrlich: die meisten würden mit diesem Verhalten auch den selbstgemachten Kartoffelsalat ihrer Mutter assoziieren und nicht unbedingt ein Fertiggericht.

Dem Artikel zufolge machen „ultrahochverarbeitete" Lebensmittel krank. Wenn man sich überlegt, dass es aufgrund von verarbeitungsbedingten Hygienemängel zum Massensterben ganzer Landstriche aufgrund von Mutterkornvergiftung kam, kann man sich bei dieser steilen These an den Kopf fassen. Eine der Hauptgründe der Verarbeitung von Lebensmitteln ist es, die Haltbarkeit und Genussfähigkeit von Lebensmitteln technisch zu gewährleisten. Denn einer der größten Gefahren bei Lebensmitteln ist nach wie vor eine Verunreinigung wie beispielsweise durch Bakterien- und Schimmeltoxine. Ein besonders dramatisches Beispiel hierfür ist der Botulismus. Man erinnere sich: ein Teelöffel des Botulinumtoxin könnte rechnerisch Europa hinwegraffen.

Grundsätzlich lässt sich aber auch der Vorwurf der Fertiggerichtsschwemme entkräften. Tatsächlich ist es so, dass Fertiggerichte lediglich einen Marktanteil von 5,5 % haben. Fleisch und Fleischprodukte liegen hingegen bei 24,3 %, gefolgt von Milch und Milchprodukten mit 14,9 %.[8]

Ein letzter Kommentar hierzu noch zum beliebten Satz „Essen ist heute nur noch Chemie". Die Basis allen Lebens ist Chemie und man sollte sich vergegenwärtigen, dass die Molekülzusammensetzung einer Himbeere beispielsweise Alkaloid-Verbindungen aufweist, mit denen sie nach EU-Norm

---

[8]Bundesvereinigung der Deutschen Ernährungsindustrie (2018).

als Fertiggericht nicht zugelassen wäre. Ein anderes Beispiel: Läuft Ihnen nicht das Wasser im Munde zusammen, wenn Sie folgendes Zutatenverzeichnis lesen?: *Wasser, Zucker, Füllstoff Cellulose, Geschmacksverstärker Natriumglutamat, Farbstoffe E 160a, E 160d, E 101, Geliermittel Pektin, Antioxidationsmittel E 300, Säuerungsmittel E 296, E 330, natürliche Aromastoffe.*

Hierbei handelt es sich schlichtweg um eine Tomate, die so deklariert werden müsste, wenn sie nicht in der Natur wachsen, sondern im Labor hergestellt würde. Gerade Vegetarier und Veganer, rund 10 % der Deutschen Bevölkerung, können der „Chemie" dankbar sein. Letzten Endes ist es der Lebensmittelchemie und Lebensmitteltechnik zu verdanken, dass das fleischfreie Angebot heutzutage so weitreichend und vielfältig ist, das eine Versorgung abseits von Veggie-Märkten bestens möglich ist.

3.8 Studienrealität

Während die Lebensmittelbranche das Angebot für jeden Bedarf weiter auffächert, wird in den Medien alle paar Wochen ein Lebensmittel wahlweise als Gift verdammt oder als Heilmittel hochgejubelt. Das Verbreiten journalistischer Nebelkerzen als saisonale Konjunktivierung; all die trügerische Hoffnung beim Leser für ein paar Klicks!

Bei näherer Betrachtung der dazu zitierten wissenschaftlichen Studien werden häufig die eigentlich moderaten Thesen der Studie vereinfacht, verdreht und zugespitzt. Auch die Methodik und das Studiendesign werden selten hinterfragt und die fehlende Kausalität ignoriert. Die Medien und Überschriften sind voll von Studien und Gegenstudien. Ein Beispiel hierfür ist sicherlich Kokosöl, dessen Hype zur Zahnpflege, zum Abnehmen und sogar als Mittel gegen Alzheimer wissenschaftlich genauso erstaunlich war, wie danach die Verdammung als „reines Gift". Galt bis vor wenigen Jahren Fett und Cholesterin und damit Butter und Eier als Hauptursache für Übergewicht und Herz-Kreislauferkrankungen, so hat sich diese Bedeutung relativiert. Ja, Proteine aus Eiern sind sogar gesund! Dafür gilt jetzt Zucker als das Kokain der Gegenwart. Rotes Fleisch begünstigt Darmkrebs, das Würstchen ist die Zigarette der Zukunft, beim Kaffee streitet man sich um die Anzahl der Tassen, die positive oder negative Effekte haben, manchmal sind sogar Rotwein und Schokolade, am besten in Kombination, zum Abnehmen geeignet. Man möchte nach der Lektüre mancher Boulevardmedien den armen, verwirrten Verbraucher in den Arm nehmen und damit trösten, dass auch das gesündeste Leben einmal tödlich endet.

Man kommt dabei ins Grübeln: Beispiel Zucker. Während die zeitgenössische Berichterstattung Zucker in die Themenfelder Gift-Mafia und Kokain einordnet, hat man die Möglichkeit in der Zuckerausstellung des Deutschen Technikmuseum Berlin eine ganze Wand voller Kunstwerke an silbernen Zuckerdosen, eine wunderschöne Zuckerwasser-Garnitur, wie sie Napoleon Bonaparte verwendete, fantasievolle Zuckerzangen und vieles mehr zu bewundern. Hier wird eine Wertschätzung deutlich, wie man sie heute nicht mehr finden wird. Man kann davon ausgehen, dass zur damaligen Zeit Zucker als Kostbarkeit betrachtet wurde. Auch daran wird deutlich, es ist nicht der Stoff der falsch ist, sondern bisweilen der Umgang damit. Es lässt sich vermutlich auch auf mangelhaftes Haushaltswissen zurückführen, wenn sich über den Einsatz von Zucker vehement aufgeregt wird. Ohne Zucker lohnt sich die Jahreszahl auf dem Marmeladenglas nicht. Die mangelnde Konservierung lässt die Früchte innerhalb weniger Tage vergammeln. Hefeteig bleibt ein platter Fladen ohne Zucker. Angebratene Zwiebeln, die goldknusprige Schnitzelpanade, alles beruht auf der Maillard-Reaktion, die ohne Zucker beziehungsweise Karamell gar nicht möglich wäre.[9] Aufwendige herzhafte Saußen und Dips wären eine fade Angelegenheit, denn Zucker ist ein Würzmittel und das i-Tüpfelchen auch für pikante Speisen. Und für die letzten Zweifler, nicht nur in Obst, sondern auch in vielen Gemüsesorten ist Zucker natürlicherweise enthalten!

3.9 Zum Schluss nochmal einen drauf

Es wäre auf jeden Fall im Sinne der Verbraucher, wenn die deutsche Presse sich im journalistischen Sinne ausgewogen mit den wirklich zentralen Fragen auseinandersetzen würde.

Wohin diese journalistische Kollaboration zwischen der unabhängigen Presse des öffentlich-rechtlichen Rundfunks und einer NGO führt, zeigt ein Tweet von Frontal 21 aus dem Jahr 2016: *„@foodwatch_de Sorry. Wir mussten den Beitrag aus aktuellem Anlass verschieben. Wir senden Ihnen nächste Woche – versprochen./SJ"* Frontal 21 entschuldigt sich bei Foodwatch via Twitter, einen bestimmten Beitrag, in dem Foodwatch die Hauptrolle spielte, nicht gesendet zu haben? Das ist nichts anderes als waschechter und astreiner Gefälligkeitsjournalismus.

---

[9] Lebensmittelverband Deutschland e. V., Infografik „Die technologischen Eigenschaften von Zucker", https://www.lebensmittelverband.de/de/lebensmittel/ernaehrung/reformulierung-reduktion.

Das ist rechtlich irrelevant, dagegen kann man nicht vorgehen, aber was auf dem Spiel steht, ist das Vertrauen der Verbraucher. Der Satz „man weiß gar nicht mehr, was man essen soll" taucht immer häufiger auf. Wenn alle paar Wochen eine andere Sau durchs Dorf getrieben wird, bedeutet das einen enormen Verlust an Glaubwürdigkeit – vor allem auch der Wissenschaften.

Für die Lebensmittelwirtschaft steht auf dem Spiel, dass das reichhaltige Angebot geschmälert wird, aufgrund des Korsetts enger gefasster politischer Vorgaben.

Für den Journalismus geht es dabei um weit mehr. Wenn heute schon kaum Satire von Berichterstattung unterschieden werden kann, und die Berichterstattung offensichtlich an Hysterie immer mehr zunimmt – wohin führt das dann? Immer tiefer in die Medienkrise – der Zuschauer oder Leser wird sich als Verbraucher bald auch daran nicht mehr orientieren. Denn Skurrilität und Überzeichnung gehören in einen Louis de Funés-Film und sonst nirgends.

Literatur

Bonfadelli H (2016) Medien und Gesellschaft im Wandel. www.bpb.de/gesellschaft/medien-und-sport/medienpolitik/236435/medien-und-gesellschaft-im-wandel. Zugegriffen: 20. Aug. 2018

Borowsky D (2018) TV-Berichterstattung in der Lebensmittelbranche: Die Frage nach der ‚richtigen' Ernährung wird immer wichtiger. https://engel-zimmermann.de/2018/04/tv-berichterstattung-in-der-lebensmittelbranche-die-frage-nach-der-richtigen-ernaehrung-wird-immer-wichtiger/. Zugegriffen: 20. Aug. 2018

Bundesvereinigung der Deutschen Ernährungsindustrie, Jahresbericht 2017/2018, Mai 2018

Der Spiegel (1995) „Cool bleiben, nicht kalt." Der Fernsehmoderator Hanns Joachim Friedrichs über sein Journalistenleben. Der Spiegel Nr. 13/1995, 27. März

Hummel E, Wittig F, Schneider K, Gebhardt N, Hoffmann I (2013) The complex interaction of causing and resulting factors of overweight/obesity. Increasing the understanding of the problem and deducing requirements for prevention strategies. Ernaehrungs Umschau international 60(1):2–7

Interviewreihe „Essen mit allen Sinnen" auf www.lebensmittelverband.de/reihe-essen-mit-allen-sinnen

KiGGS (2018) Welle 2 – Erste Ergebnisse aus Querschnitt- und Kohortenanalysen, erschienen im Journal of Health Monitoring 1/2018. www.rki.de/DE/Content/Gesundheitsmonitoring/JoHM/2018/JoHM_Inhalt_18_01.html

Lebensmittelverband Deutschland (e. V.) Infografik „Die technologischen Eigenschaften von Zucker". www.lebensmittelverband.de/de/lebensmittel/ernaehrung/reformulierung-reduktion

Tomiyama AJ (2016) Misclassification of cardiometabolic health when using body mass index categories in NHANES 2005–2012. Int J Obes 40:883–886

Christoph Minhoff studierte Politikwissenschaften und Geschichte in München, danach arbeitete er bis 1989 als freier Mitarbeiter beim Bayerischen Rundfunk/Fernsehen. Er ist bekannt als Autor zahlreicher Reportagen und Dokumentationen. Seit 2012 ist er der Hauptgeschäftsführer des Lebensmittelverband Deutschland e. V./, Bundesvereinigung der Deutschen Ernährungsindustrie e. V. Außerdem ist er Dozent an der Europäischen Medien- und Business Akademie in Hamburg.

Veröffentlichungen: „Scientology – Irrgarten der Illusionen"/„Neureligiöse Bewegungen – Strukturen, Ziele, Wirkungen"/Polit-Talkshows – Bühnen der Macht. Ein Blick hinter die Kulissen Auszeichnungen: Hugo-Junkers-Preis 2007, Medienpreis Politische Bildung 2011, mediaV-Award 2019 – Verbandskommunikator des Jahres 2019.

4

„Einfach gut!" – Geliebte Narrative der Lebensmittelbranche in der modernen Konsumkultur

Daniel Kofahl

Wir schreiben das Jahr 2018 und wir feiern. Was wir feiern? Wir feiern *60 Jahre Dosenravioli!*

Moment! Sprechen wir hier wirklich über Dosenravioli? Ist das nicht der Schreck jedes kulinarischen Bildungsbürgers, ein Fertiggericht per excellence aus den dunklen Fabrikhallen der Ernährungsindustrie? Und zu dessen Genuss soll sich ernsthaft jemand öffentlich und dann auch noch feierlich bekennen? Ganz genau so ist es: „60 Jahre Kult aus der Dose"![1]

Im Fernsehen, im Radio, im Internet, allerorten tauchten Anfang des Jahres die entsprechenden Meldungen auf, teilweise verpackt in kurze, mit poppiger Musik untermalte Clips, so wie auf der Facebookseite des WDRs (WDR 2018). Darunter finden sich zahlreiche Kommentare, auch von Fans, in denen die Vorzüge dieser besonderen Mahlzeit betont werden: „ab und an, wenn dann in pikanter Soße, ganz wichtig", „Kalt und direkt aus der Dose". „Das beste Katerfrühstück überhaupt. Heute so wie vor 15 Jahren." Oder: „Eine neue Dimension eröffnete sich, als mir der Vater meines Sohnes während unser Kennlern- und seiner Studienzeit zeigen wollte, dass

---

[1] http://www.genussmaenner.de/aid=56152.phtml Abruf: 23.10.2018.

D. Kofahl (✉)
Büro für Agrarpolitik und Ernährungskultur – APEK, Trier, Deutschland
E-Mail: kofahl@apek-consult.de

© Springer Fachmedien Wiesbaden GmbH, ein Teil von Springer Nature 2020
C. Klotter und E.-M. Endres (Hrsg.), *Gute – Böse Lebensmittelindustrie*,
https://doi.org/10.1007/978-3-658-26458-1_4

man Dosenravioli mit einem Spiegelei obendrauf adeln könne. […]". BILD Redakteur Daniel Böhn schrieb unter dem Titel „Eklig? Nein, köstlich!" sogar „[E]ine Ode an die Dosen-Ravioli" (Böhn 2018).

Diese Beispiele deuten bereits an, worauf im Folgenden der Fokus unserer Beobachtungen liegen soll: dass zu der Ernährungskultur der Gegenwart industriell produzierte Lebensmittel nicht nur irgendwie parasitär dazugehören und dass sie auch nicht nur mehr oder weniger geduldet, im Grunde aber sogar verachtet sind. Sondern industriell produzierte Speisen und Getränke sind im Gegenteil einerseits fester funktionaler Bestandteil der kulinarischen und gustatorischen Alltagspraxis. Und sie sind andererseits in positiven (Weiter-)Erzählungen – sogenannten *Narrativen* – im ernährungskulturellen Wissensvorrat der Moderne[2] gespeichert.

So soll in der hier vorgebrachten Argumentation eine Betonung darauf liegen, dass Lebensmittel aus industrieller Produktion durchaus authentisch schmackhaft sein können beziehungsweise solchermaßen empfunden werden. Auch wenn es in der Debatte um richtige oder falsche, gute oder schlechte, geschmackvolle oder geschmacklose Ernährungskulturen gerne verdrängt und sogar aggressiv negiert wird: Industriell erzeugte und verarbeitete Lebensmitteln werden nicht nur gegessen, weil gerade nichts anderes zur Hand ist oder weil irgendein diabolischer Agent der Konzerne mit der Friss-oder-Stirb-Peitsche hinter den Konsumenten steht und sie dazu zwingt, etwas zu verzehren, was sie eigentlich gar nicht essen wollen. Eine Vielzahl der Massenprodukte trifft zum einen das Geschmacksempfinden der Menschen und zum zweiten gehören sie als zuverlässige Identifikationspunkte zur Essbiografie des modernen Menschen dazu. So sollte sich niemand einreden lassen müssen, dass die je eigene Essbiografie eine irgendwie gescheiterte wäre, nur weil es als Kind schon mal Fruchtzwerge zum Nachtisch gab, als Pubertierender Red Bull zu einer langen Nacht dazugehörte, oder wenn man als berufstätige Eltern sich selbst und seinen Kindern abends ab und an eine Tiefkühlpizza aufwärmt.

---

[2]Ob wir derzeit in der Hoch-, Spät- oder Post-Moderne leben, sei an dieser Stelle einmal dahingestellt. Sicher ist auf jeden Fall, dass wir in der Zeit nach der Vor-Moderne leben.

4.1 Wohlgeschmack – eine sinnliche Kulturtechnik

Geschmack ist eine schwierige Angelegenheit. Die Frage, ob man über ihn streiten kann oder nicht, ist selbst Gegenstand eines Streits. De facto wird über Geschmack ziemlich viel gestritten. Michel Serres weist in seinem Buch „Die fünf Sinne" daraufhin, dass Homo Sapiens nicht nur mit *der vernunftbegabte Mensch,* sondern auch mit *der (fein)schmeckende Mensch* übersetzt werden kann (Serres 1998). Für den Menschen ist das Schmecken und dann auch der Geschmack, oder besser noch, die Geschmäcker, als Wesenseigenschaft konstitutiv. Der Verlust des Geschmackssinns wird gemeinhin als großes Übel verstanden. Daran lässt sich erkennen, welch massiver Angriff und welche Degradierung hinter dem Vorwurf steckt, jemand besäße *keinen Geschmack* oder nur einen *schlechten Geschmack.* Zumal dieser Vorwurf in der Regel damit einhergeht, dass der Vorwerfende sich und seiner Bezugskultur zumindest implizit unterstellt, selbst in der Lage zu sein, durchaus sinnvolle, richtige und damit auch legitime Geschmacksurteile zu treffen.

Geschmack finden wir in allen Bereichen des menschlichen Lebens, viele Menschen besitzen zum Beispiel einen Musikgeschmack, einen Kleidergeschmack, einen Kunstgeschmack und nahezu alle besitzen einen gustatorischen Geschmack – einen *Schmeck-Geschmack* –, stets verbunden mit Präferenzen. Dies meint die Möglichkeit, Unterschiede in Bezug auf mögliche Nahrungsmittel zu identifizieren und diese im Verhältnis zueinander einzuordnen.

Nun gibt es eine, freilich wie immer nur von einem kleinen Teil der Bevölkerung geführte, Debatte darüber, ob es sich bei Geschmack beziehungsweise beim *Schmecken* um einen eher sinnlich-physiologischen Gegenstand oder mehr um eine kulturell-ästhetische Praxis handelt. Die erste Position wird eher von naturwissenschaftlichen, zweites dagegen von geistes- oder gesellschaftswissenschaftlichen Disziplinen postuliert. Solchen Entweder-oder-Polarisierungen, die zugegebenermaßen sowieso meist in gewissen abgeschwächten Formen vorgetragen werden, schlagen wir das dialektische Schnippchen des Sowohl-als-auch.

Der Leib, der als untrennbar vom zumindest irdischen, diesseitigen Sein des Einzelnen verstanden werden muss, liefert mit seinem Nervensystem und seinen Rezeptoren die unabdingbaren organischen Strukturen zum Schmecken. Diese organischen Strukturen versorgen die stets den einzelnen Menschen übergreifende *Kultur der Vielen* mit den notwendigen stimulierenden Informationen. Die Folge ist, dass sich zeit- und raumübergreifend anregende, kulturelle Kommunikationen über sinnlich-physiologische Phänomene in verschiedenster Art führen lassen.

Dabei ist es gar nicht so einfach, länger, ausgiebig und vor allem auch differenziert über gustatorischen Geschmack zu sprechen. Der geneigte Leser möge einmal versuchen, bei einem Essen in kleinerer oder größerer Runde, mit den Tischgenossen den Geschmack des Essens ausgiebig zu besprechen. Abgesehen von einigen äußerst wortgewandten und wohl zumeist professionalisierten Foodies, womöglich noch mit expliziter Ausbildung zum Sensoriker, werden die meisten von uns wohl feststellen müssen, dass dieser Teil des Tischgesprächs recht schnell versandet. Zumindest dann, wenn es ganz genuin nur um die physiologisch empfundenen Qualitäten der Speisen geht. Lecker, nicht lecker, salzig, fettig, scharf, fad, sauer, bitter, heiß, kalt, fest, weich, das sind schon fast alle Adjektive, die dann genannt werden. Das Vokabular für elaborierte Degustationen ist im Alltagswortschatz in aller Regel eher mäßig entwickelt.

Dafür wissen wir die Beobachtung und Beschreibung der Qualitäten dessen, was wir zu uns nehmen, um vielfältige andere Aspekte zu erweitern. Zum Beispiel durch das Mienenspiel. Dieses kann viel schwerer unter der Kontrolle rationaler Prägung gehalten werden als die Wortsprache. Durch seine Affekthaftigkeit gibt es schnell und oftmals unverstellt Einblicke in das schmeckende Erleben des Essenden: vor Verzückung strahlende Augen, vor Ekel verzogene Mundwinkel, gelangweilte Wangenpartien. Die Mimik verrät so manches mehr und auch ehrlicher als das gesprochene Wort.[3]

Und dann ist Geschmack und Schmecken immer auch abhängig von den Kontexten, in denen sich die Essenden und ihre Speisen befinden. Essen, Trinken und Geschmack finden sich eingebettet in eine Geschichte und dabei handelt es sich zweifellos um eine *Geschichte der Geschichten* und der *Geschichtenverzweigungen*. Es ist nicht alleine im Produkt, in der Speise oder im Getränk, angelegt, wie es schmeckt beziehungsweise welchen Geschmack es entfaltet. Dieser objektzentrierte Perspektive liegt die irrige Annahme zugrunde, ein Produkt könnte einen „objektiven" Geschmack entfalten, der intersubjektiv wahrnehmbar ist. Speisen besitzen jedoch über ihren physiologischen Nährwert hinaus stets auch einen *kulturellen Nährwert* (Kofahl 2018a), der sich in der Verzehrsituation stets geschmacksbildend und genussstrukturierend bemerkbar macht.

---

[3]Eine anschauliche Ausarbeitung dieser *analogen Körpersprache* im Gegensatz zur *digitalen Wortsprache*, findet sich in Peter Peters Analyse des Klassikers des Kulinarischen Kinos „Babettes Fest" (Peter 2013).

Wie viel man von den jeweilen einzelnen kulturellen Makro-Mikro-Nährstoffen und Spurenelementen[4] benötigt, hängt freilich von der sozialökologischen sowie der persönlich-individuellen Situation des Essenden ab.[5] Doch neben (Ver-)Hungernden[6] sind nur Babys und Kleinstkinder in der Lage, von der zielgerichteten Auswahl kultureller Nährstoffen abzusehen und legen hier das gleich diffuse Auswahlmuster an den Tag, welches sie auch in Bezug von physiologischen Nährstoffen und Geschmackspräferenzen offenbaren. Alle anderen Gruppen sind, wenngleich mal mehr und mal weniger, von den *kulturalimentären Attraktoren* beeinflusst.

4.2 Strukturelle Funktionen der Lebensmittelindustrie in der Ernährungskultur

Wie diese kulturalimentären Attraktoren funktionieren und auch gezielt kreiert werden können, soll an einem Beispiel aus der Geschichte der Süßwarenindustrie gezeigt werden.

Das industriell hergestellte „Eis in der Waffeltüte, die mit Papier verpackt ist" wurde bereits 1960, mehr als fünfzehn Jahre bevor es berühmt und beliebt wurde, von der italienischen Eisfirma *Spica* in Neapel herausgebracht und als *Cornetto* registriert. Doch anscheinend war 1960 die Zeit noch nicht reif, für diese Verbindung aus traditioneller Waffel und standardisiertem Design. Aber als 1976 die englische Firma Wall (Unilever UK) *Cornetto* noch einmal auf den Markt brachte, wurde eben diese Waffel bis zum heute andauernden Verkaufsschlager. Dieser Vermarktungserfolg lässt sich zwar nicht allein, aber doch als elementarer Bestandteil in der Konstruktion des Markenprodukts auf den Werbesong „Just one Cornetto" zurückführen. Mit diesem eingängigen Ohrwurm, der auf dem aus dem Ende des

---

[4]Darunter können diverse Dingen fallen, so könnten religiöse, politische, räumliche Elemente kulturelle Makronährstoffe, dagegen persönliche Erinnerung oder gruppenspezifische Elemente kulturelle Mikronährstoffe und Überraschungsfaktoren, gustatorische Trigger oder Gefühlskomponenten kulturelle Spurenelemente darstellen. Dazu fehlt bislang aber noch eine systematische Arbeit.
[5]So wie ein zwanzigjähriger Jäger einer tribalen Amazonaskultur ein anderes Portfolio an physiologischen Nährstoffen benötigt als eine fünfzigjährige Professorin in Berlin.
[6]In abgeschwächter Form gilt bei all solchen, die nicht von lebensbedrohender Mangelernährung betroffen sind, immerhin noch das Sprichwort „Hunger ist der beste Koch". Doch führt dies sehr selten dazu, dass wirklich kulturfremde Nahrung verspeist wird, denn mehr dazu, dass selbst einfache oder banale Speisen gustatorisch extrem aufgewertet werden.

19. Jahrhunderts herrührenden neapolitanischen Lied „O Sole mio" aufbaut, gelang es, eine Verbindung aus Tradition und Moderne zu vermitteln, mit der das bis dato unbekannte Lebensmittel in die größere Makrokultur zurückgebunden wurde. Es wurde ein bereits bestehender kultureller Attraktor, nämlich das allseits bekannte und beliebte Lied mit neuen Elementen aus der Ernährungskultur verknüpft. Der sinnlich-kulturellen Anschlussfähigkeit des Schmeckerlebnis wurde durch die Abzweigung von einer bekannten Geschichte der Weg geebnet.

Diese Vorgehensweise der Integration neuer Produkte für den Massenmarkt ist bei industriellen Produzenten eine gekonnte Strategie, die über Erfolg oder Misserfolg einer Produkteinführung entscheiden kann. Es zeichnet die Lebensmittelindustrie als Branche aus, dass sie immer wieder Trends sucht, sich auf sie einlässt, risikoreich Innovationen ausprobiert und dabei als Spiegel und gleichzeitig Signalverstärker des Zeitgeistes der ernährungskulturellen Epochen dient. Dieser Mechanismus lässt sich auch in Bezug auf politische Dimensionen der Ernährung beobachten, etwa wenn in Bezug auf die Produktionsbedingungen bei Kakao der aus artikulationsstarken Teilen der Zivilbevölkerung heraus geäußerte Wunsch nach ökologischer Nachhaltigkeit in der Süßwarenbranche aufgegriffen wird. So stieg der Anteil des nachhaltig angebauten Kakaos in den in Deutschland verkauften Süßigkeiten von drei Prozent im Jahr 2011 bis ins Jahr 2017 auf 55 % (BDSI 2018). Und auch wenn die sogenannte Ökologische Landwirtschaft in der Vorstellung vieler Menschen gerne mit kleinbäuerlichen Betrieben assoziiert und romantisiert wird, ist der sukzessive Anstieg des Marktanteils von biozertifizierten Lebensmitteln fraglos vor allem auf die an massenmarktkompatiblen Industriemethoden bei den Produzenten, Verarbeitern und Händlern zurückzuführen: auch Alnatura lässt seine Müslipackungen wohl nicht von Hand, sondern maschinell am Fließband befüllen, die eingefüllten Körner, werden selbstverständlich nicht mit der Sense, sondern mit dem Mähdrescher geerntet.

Bedürfnisse können sich zunächst an einzelnen Individuen, dann an kleineren Gruppen und schließlich an größeren Milieus bis hin zu (beinahe) gesamtgesellschaftlich zusammengefassten Vielheiten *(unitas multiplex)* zeigen, um daraus zum richtigen Zeitpunkt adäquate Produkte und dazu passende Kommunikationsstrategien zu entwickeln. Die oben beschriebene professionalisierte Beobachtung ernährungskultureller Bedürfnisse gehört zur strukturellen Funktion der Lebensmittelindustrie in der vom Ernährungskulturpluralismus geprägten Massengesellschaft. Es ist ein empirischer Fakt, der sich bislang nur in Utopien negieren lässt, dass der Zugang zu zentralen Ressourcen der Moderne sehr ungleich verteilt ist: Geld, Zeit und Aufmerksamkeit stehen den einzelnen Individuen in den allermeisten Fällen nur begrenzt zur Verfügung und müssen selektiv eingesetzt werden. Verbunden mit der Binnendifferenzierung von Lebensstilkulturen in der globalen Weltgesellschaft wäre ein Auseinanderfallen der Gesamtgesellschaft in diverse Partikularsozialitäten nicht besonders erstaunlich.[7] Dennoch gibt es ein nicht zu bestreitendes Zusammengehörigkeitsgefühl in der modernen Gegenwartsgesellschaft, etwas, das den einzelnen Menschen die Annahme plausibilisiert, es gebe verbindende Gemeinsamkeiten mit anderen Menschen, selbst mit solchen, die quasi am anderen Ende der Welt leben – Los Angeles, Jakarta, Moskau, Trier, Kampala und so weiter.

Diese Vergemeinschaftung kann selbstverständlich über diverse Sozialtechniken funktionieren: religiöse Institutionen wie eine weltweite Kirche wären eine Option oder bestimmte politische Organisationsformen wie internationale kommunistische Bewegungen oder engagierte Demokraten wären eine andere, wirtschaftliche Abhängigkeit kann ebenfalls eine sehr wirkmächtige Vergemeinschaftungsstruktur darstellen. Damit wären die imposanten Makrophänomene genannt. Doch es gibt auch auf der Mikroebene solchen Kulturtechniken, eine davon ist zum Beispiel Musik, eine andere ist Essen und Trinken, wo man von *kulinarischer Teilhabe* sprechen kann (Kofahl 2018b, c).

Für Musik gibt ein eindrückliches Beispiel in den Reiseberichten „Der gelbe Bleistift" von Christian Kracht. Auf einer seiner Reisen wohnt dieser in der vietnamesischen Hauptstadt Hà Nội dem Konzert einer lokalen Band bei. Als diese beginnt einige Konservenhits aus dem Repertoire der Mainstreampopband *Modern Talking* zu spielen („You're my heart, you're my soul", „Brother Louie") kommt es zu einem dieser oben genannten Vergemeinschaftungsprozesse (Kracht 2012, S. 117). Ein niedrigschwellig zu konsumierendes, weil angenehm eingängiges Produkt erfüllt eine sozialintegrative Funktion:[8] Menschen unterschiedlichster Herkunft, Religion, Sprache und wohl noch so einigem mehr an Differenzen, können auf einmal gemeinsam mitsingen, mitswingen und sich als einer globalen Gemeinschaft zugehörig empfinden.

---

[7]In der Tat sieht sich die Moderne vielfach mit solchen Sezessionstendenzen konfrontiert, sei es mit der Separatismusbewegung von Gruppen, mit Vereinzelungstendenzen von zahlreichen einzelnen Individuen oder kultureller Segregation (vgl. etwa am Beispiel Schweden Eger 2010).

[8]Wie sie ansonsten im globalen Maßstab vielleicht nur noch Beethovens *Ode an die Freude* zukommen vermag und dies, wie Slavoj Žižek zeigt, primär auf eine ziemlich pervertiert ideologische Art und Weise (Žižek 2012).

Eben solche funktionalen Integrationseffekte kann man auch ernährungskulturellen Institutionen und Produkten zuschreiben. Legendär ist der Aufsatz „Soziologie der Mahlzeit" von Georg Simmel, den dieser 1910 veröffentlichte und in dem er beschreibt, wie sich gerade beim gemeinsamen Essen und Trinken alle Menschen unterschiedlichster Couleur vergemeinschaften können. Dies gelingt eben gerade, weil bei der Nahrungsaufnahme keine irgendwie hochgeistige Tätigkeit praktiziert wird, sondern weil es sich um eine alle Menschen zwingend zugrundeliegende alltägliche Unvermeidbarkeit handelt (Simmel 1910). Genau hier dockt der funktionale Mechanismus der industriellen Lebensmittel an. Es ist die programmatische Struktur der Massenspeisen, dass sie auf der physiologisch-sensorischen Ebene einen demokratischen Massengeschmack[9] bedienen und dabei gleichzeitig günstig, zeitsparend beziehungsweise zeiteffizient in der Zubereitung oder im Verzehr sind und in den mit ihren Produkten verbundenen Narrativen anschlussfähig an die Lebenswelt diverser Personengruppe sein müssen. Damit schaffen sie ein umfassendes *alimentäres Integrationsangebot,* auf das sich stets eine Mehrheit der Bevölkerung zurückbinden kann, um den Ernährungsalltag auf einem ähnlichen Niveau zu bewältigen. Dieses Speisenangebot wird dadurch gekennzeichnet, dass sein Genuss über die rein physiologisch-organische Nahrungsaufnahme hinausreicht, jedoch konsequenterweise auch unterhalb der in vielfältiger Hinsicht (Speisenarrangement, Kontextgeschichten, situative Inszenierung etc.) komplexen und exklusiven Esssituationen des Außeralltäglichen liegt.

4.3 „Tränen der Rührung netzen meine alten, grauen Wangen"

„Der beste Schokoriegel, den ich jemals gegessen habe, war das *Snickers* am Hauptbahnhof von Mettlach. Der ist unvergleichlich gewesen!" Eine solche Aussage macht nur dann Sinn, wenn der ganze Verzehr dieses einen *Snickers* in ein ganz besonderes Setting, einen speziellen qualitativen Kontext, eingebunden gewesen ist.[10] Ansonsten wird das Mettlacher *Snickers*

---

[9]Deswegen schmecken die meisten der sich mittelfristig etablierten industriell produzierten Lebensmittel auch dem überwiegenden Teil der Menschen „irgendwie", rufen aber bei den meisten Menschen auch nicht unbedingt dieselben ekstatische Erlebnisse hervor, wie zum Beispiel einerseits der geliebte Apfelstrudel aus Omas Küche oder andererseits ein Menü im Vendôme.

[10]Der Hunger mag riesig gewesen sein oder es ist frittiert an einem Street-Food-Stand erworben worden oder man hat es sich mit seiner großen Liebe gemeinsam geteilt.

vermutlich genau den gleichen Grundgeschmack entfalten wie ein *Snickers* in Berlin oder eins in Palermo. Snickers – das ist ja der Clou der industriellen Produkte – ist gleich Snickers, eins gleicht dem anderen. Gleichbleibende Qualität, egal an welchem Ort der Welt.

Sehr viel öfter trifft man auf Aussagen von Essenden in der Art, dass *Snickers* (oder diverse andere industriell produzierte Riegel wie *Balisto, Yogurette, Milky Way* und so weiter) der beste Schokoriegel überhaupt ist.[11] Als standardisiertes Massenprodukt ist es eben die situationskompatible Verfügbarkeit des Verzehrerlebnisses, welche die Präferenz für ein solches Produkt ausmacht, verbunden mit den in den Parametern der Massenkommunikation (Kaase 1989) vermittelten Narrativen (zum Beispiel in der Produktwerbung), die durch individuelle Geschichten personalisiert ergänzt werden.

Es finden sich diverse Beispiel davon, wie eng die Markenidentität der industriellen Lebensmittel mit den Geschichten ihrer Bewerbung verknüpft wird. So wird exemplarisch die Popularität von *Snickers* und weiterer Schokoriegel wie *Twix* oder *Kinder-Country* von den Konsumenten explizit darauf zurückgeführt, dass es „die Werbespots" sind „welche uns seit Jahren begeistern", und das beim Verzehr die selbstverständlich fiktiven Geschichten, die in den Commercials erzählt werden, emotional abgerufen werden: „Kokosfans haben kaum eine andere Wahl und träumen sich mit *Bounty* auf eine tropische Insel, um genüsslich am Strand die Kokosflocken aus der geschmolzenen Schokocreme zu lutschen".[12]

Ein besonders anschauliches Beispiel für die personalisierte Notation finden wir auf dem Foodblog *NutriCulinary,* der 2010 für den Grimme Online Award in der Kategorie *Kultur und Unterhaltung* nominiert gewesen ist. Dort schreibt der keineswegs der Geschmacksregression verdächtige, sondern ganz im Gegenteil kulinarisch versierte und ambitionierte Koch und Buchautor Stevan Paul über Essen, Trinken und das Leben darum herum. Im Jahr 2014 verfasste er auf *NutriCulinary* eine Liebeserklärung an den *Grünofanten* von *Langnese:*

> „Tränen der Rührung netzen meine alten, grauen Wangen. Dass ich das noch erleben darf. Jahrzehnte habe ich gewartet. Willkommen mir, Du Tag der Freude! Wer sich mitfreuen will, folge mir ins Jahr 1975, ich war sechs Jahre alt und liebte den *Grünofant,* ein Vanilleeis am Stiel mit grasgrünem

---

[11]Vgl. z. B. https://www.allmystery.de/themen/uh118813 oder https://www.nordbuzz.de/ausgehen/beste-schokoriegel-favoriten-nordbuzz-redaktion-6497057.html.

[12]Vgl. https://www.tonight.de/lokales/food/die-besten-schokoriegel-aller-zeiten.994763.

Waldmeisterkern und einem Waldmeistermäntelchen, welches die kalte Köstlichkeit zur Hälfte bedeckte." (Paul 2014)

Es ist eine eindrückliche Erinnerung an das Lieblingseis der Kindheit und damit auch an die kindliche Esskultur, der hier unzweideutig ein industrielles Markeneis zugrunde liegt.[13]

Die Erinnerung ist so positiv, dass der Verfasser dieser Liebeserklärung an den *Grünofanten* locker darüber hinwegsieht, dass dieses Eis Ende der 1970er Jahre vom Markt genommen wurde, weil in seiner traditionellen Rezeptur wohl einige gesundheitsschädliche Substanzen enthalten waren:

> „Ob es damals schon ums kindliche Wohl besorgte Verbraucherschützer gab, verhüllt der Nebel der Geschichte, richtig gesund soll der farbintensive Synthetik-Schleck aus den 70ern aber nicht gewesen sein, zumindest insgesamt diskutabel. So schlimm kann es aber nicht gewesen sein! In den Jahren zwischen 1975 bis 1978 aß ich ungezählte *Grünofanten*, das Stileis war wichtiges Werkzeug in der Erziehungsphilosophie meiner Mutter, und ich war ein sehr braves Kind. Zumindest bis *Langnese* das Eis vom Markt nahm. Spätschäden sind meines Erachtens nicht zu beklagen, ein paar Jahre verbrachte ich noch in unbefriedigender *Brauner Bär*-Abhängigkeit, bis ich 1988 das Stileisessen komplett aufgab: ich entdeckte während der Kochlehre meine erste Eismaschine." (ebd.)

In einer vier Jahre zuvor veröffentlichten Version des Artikels unter der Überschrift „Eine Generation klagt an: rückt den *Grünofanten* raus!" (Paul 2010) ruft der Autor dann sogar noch zu einer Verbraucherbewegung zur Wiedereinführung des geliebten Massenspeiseeis' auf:

> „Dennoch überkam mich in den letzten Tagen die alte Sehnsucht. Wenn Zott seine Rezepturen ändern kann, wenn der Fruchttiger gerettet werden konnte – kann es dann nicht auch ein Wiedersehen mit dem *Grünofanten* geben. (pssscht, *Langnese*, wir würden den Leuten bei *Foodwatch* auch nichts verraten!) Auf Facebook hat Sascha Dörnhof die Gruppe „*Grünofant*: Er steht uns zu!", ins Leben gerufen, der Vorsitzende der Grünofantwiederbeschaffungskommission und die Mitglieder der Gruppe kämpfen für die flächendeckende Wiederbeschaffung des heiligen *Grünofanten* in der Urform von 1975.

---

[13]Ein weiterer Experimentvorschlag für die Leser: Fragen Sie in Ihrem Bekanntenkreis nach einem Lieblingseis aus der Kindheit. Nahezu jeder erinnert sich an einen industriellen Favoriten: *Capri, Ed von Schleck, Calippo, Flutschi-Finger, Bum Bum* und so weiter.

Treten Sie bei, kämpfen Sie mit, Sie wissen ja: Verbraucher-Initiativen setzten sich langsam durch, gerade wenn es um Kinder-Produkte geht!" (ebd.)

Welch ein Happy End für Stevan Paul, Sascha Dörnhof und all die anderen passionierten Fans des *Grünofanten* dann im Jahr 2014:

„Gestern dann, die Nachricht schlug im Netz wie eine Bombe ein, bei *Aldi* wurde Eis entdeckt, dass dem *Grünofanten* ähnlich sah, online machten erste Verkostungsnotizen die Runde, es schmecke sogar wie *Grünofant*, schrieben erste Testkäufer euphorisch. Sofort fuhr ich den Rechner runter, warf meine moralischen Bedenken über Bord und machte mich auf den Weg zum Preistreiber-Diskounter. Wortlos und mit schnellen Schritten lief ich zu den Tiefkühltruhen und riss noch im Laden das erste Eis aus der Verpackung" (Paul 2014).

Es sind diese Geschichten, die in der Ernährungskultur der Ernährungskulturen (Kofahl 2014) den Stellenwert von industriell produzierten Massenlebensmitteln als *kulturelles Functional Food* und als Erfolgsmodell weiterschreiben. Zudem handelt es sich bei diesem anekdotischen Beispiel von Stevan Paul keineswegs um einen Einzelfall, wenngleich fraglos um ein sehr schön erzähltes. So twittert am 03.02.2018 die Nutzerin @fraudiener folgenden Tweet:

„Habt ihr eigentlich auch dieses eine Produkt, von dem ihr so abhängig seid, dass ihr in konstanter, irrationaler Angst lebt, der Hersteller geht pleite oder stellt es irgendwann ein oder verändert die Rezeptur und es schmeckt plötzlich scheiße? (*Krüger Family Cappuchino Schoko*)"[14]

In den darauffolgenden Kommentaren finden sich die unterschiedlichsten, sinnesbezogenen Gefühlsbekundungen, in denen die individuelle Identität der Essenden an diverse Produkte aus der industriellen Massenkultur zurückgebunden werden. Bedauerlich, wenn es wie für @buzzaldrinsblog zum abrupten Verlust einer gustatorischen Genussquelle kommt:
„es gab vor Jahren von *Meßmer* mal den Bananentee „*Momente des Glücks*" … der dann einfach ersatzlos aus dem Programm genommen wurde. seitdem hab ich immer Angst, dass mir Dinge weggenommen werden, die ich liebe."[15]

---

[14]https://twitter.com/fraudiener/status/959795128310403074 Abruf: 12.07.2018.
[15]https://twitter.com/buzzaldrinsblog/status/959799791550173187 Abruf: 12.08.2018.

Ein ähnliches Gefühl, welches auch den Beschreibungen von Stevan Paul und den Grünofantisten ähnelt, legt @dieeinaeugige offen:

„*Mövenpick Pflaumeneis*, gab es für mich als Kind sonntags zum Nachtisch und irgendwann Ende der 90er wurde es nicht mehr hergestellt. Seitdem will ich eigentlich kaum noch Eis essen."[16]

Ein liebgewonnenes Geschmacks- und Genussmoment durch ein industrielles Produkt, welches sich auch in der Essbiografie anderer Essenden wiederfindet, denn sogleich pflichtet ihr @paperriot bei:

„Jaaa, das habe ich total vergessen! Das war sooo lecker!"[17]

Allein schon die Ausgangsfrage, nach dem „Hersteller" und dem „Produkt" mit der Verbindung zur „Rezeptur" verweist auf die Annahme, dass die alimentäre Konsumkultur[18] eine gemeinschaftliche Verbindung zwischen den Menschen erzeugt. Es ist die geteilte Erfahrung, dass eine Vielheit von Anderen (die Hersteller) diverse Speisen anbieten, deren Produktionsverfahren unergründlich und für die Masse der Konsumenten nicht selbst reproduzierbar sind. Diese Produkte sind aber Quellen des Genusses, des Wohlbefindens und der Geschmackpersönlichkeit. Obwohl ihre Existenz fragil und von potenzieller Vergänglichkeit ist, da das Lebensmittel mir nichts, dir nichts vom Markt auch wieder verschwinden könnte, schaffen diese Produkte einen ernährungskulturellen Genusskitt zwischen den Individuen der modernen Massengesellschaft. Es ist auch kein Wunder, dass im Laufe des Twitterthreads eigentlich nur industriell gefertigte Lebensmittel[19] genannt werden,[20] teils ohne weitere Erläuterungen (*„Storck. Toffifee"*), teils mit Vertrauensbekundungen in die Stabilität der Marke („*Kinderschokolade*. Aber mein Gottvertrauen, dass *Ferrero* ewig existiert, ist unerschütterlich") und teilweise

---

[16]https://twitter.com/dieeinaeugige/status/959856806402166784 Abruf: 12.08.2018.
[17]https://twitter.com/paperriot/status/959895322045509632 Abruf: 12.08.2018.
[18]Und es geht hier eben gerade nicht um das Produktionsfeld „anbauen" oder „kochen", sondern explizit um die Konsumtionsseite „essen" beziehungsweise „schmecken".
[19]Sowie einige andere Produkte, eine Smartphone-Applikation, eine bestimmte Kinderwindel, die SPD (die aber wohl die „Rezeptur" verändert hat, der der Nutzer bedauert die inzwischen eingetretene Bindungskraft), Kosmetika usw.
[20]Eine Ausnahme ist der Hinweis von @destinrayn auf die Fleischerei Straube: „Oh ja! In meinem Fall ist es schon mit der regulären Beschaffung schwierig, wenn die mal pleite gehen oder so… Bratwürste, Fleischerei Straube Suhl bzw. Dietzhausen. Alternativen habe ich bisher nicht gefunden." https://twitter.com/destinrayn/status/959943191674937344 Abruf: 12.08.2018.

sehr eindrücklichen Hinweisen darauf, wie eng die eigene (Ernährungs-) Identität mit dem eben keineswegs geschmacklich identitätslosen Massenprodukt verbunden wird:

> „Die Chipotle Soße von *Subway*....wenn die mal abgeändert/aus dem Sortiment genommen wird kann ich mich auch gleich einsargen lassen".[21]

Eine richtige Liebeserklärung verfasst die Twitternutzerin @HalleykoZockt an anderer Stelle als Antwort auf einen Tweet des offiziellen Accounts von Dr. Oetker. Sie schreibt:

> „Nichts geht über eure Spinatpizza! True Love Forever *formt mit Händchen ein kitschiges Herz*."[22]

An diesen Kommunikationen der vielen Einzelnen, der Masse der Essenden, können wir beobachten, wie die Genussnarrative industriell gefertigter Produkte jenseits der Unternehmenskommunikationen weitergeschrieben werden. Je stabiler und auch je sinnlicher diese rhizomatischen Kommunikationen zu den jeweiligen Lebensmitteln werden, desto wirkmächtiger wird auch deren kulturalimentärer Attraktor und somit ihr Einfluss innerhalb der gesamten Ernährungskultur der Ernährungskulturen.

4.4 Fazit

Wie der Schauspieler Simon Schwarz, der in einem klassischen Printmedium seine „Liebe zu Dosenravioli" (Stern.de 2018) öffentlich preisgibt, bekennen sich online und offline im Alltag zahllose Menschen zu ihrer Vorliebe für die einen oder anderen industriellen Produkte. Sie bezeugen durch ihre mit persönlichen Geschichten versehenen Essbiografien, dass standardisierte Massenprodukte keineswegs nur eindimensional vereinzelte Essende hervorbringen, die an ernährungskultureller Regression laborieren. Die Ernährungskultur der Ernährungskulturen in der Gegenwartsgesellschaft ist mannigfach binnendifferenziert, hochgradig komplex und wie jeder Hyperpluralismus vielfach verwirrend. Teilweise mag es sogar verunsichernd für Einzelne sein, die immer mehr Dinge und mehr Erlebnisse nicht gemeinsam

---

[21]So schreibt @DauerZocker94. https://twitter.com/DauerZocker94/status/959972031491174400 Abruf: 12.08.2018.
[22]https://twitter.com/Halleyko_yt/status/963698875235291136 Abruf: 13.08.2018.

haben. Dennoch sind sie über gewisse Strukturen miteinander verbunden. Essen und Trinken bieten sich hier als kommunikative Bezugspunkte an, gerade, weil es jedermann tun muss.

Industrielle Massenprodukte helfen durch ihre schnelle Verfügbarkeit. Sie geben durch ihre, wenngleich in gewissen Grenzen fluktuierenden, in der Regel erwartbaren demokratischen, massenkompatiblen Geschmack Orientierung. Und sie geben Sicherheit durch ihre am Zeitgeist ausgerichteten Narrative, gleichzeitig eröffnen sie Spielräume durch Innovationsdruck. Sie liefern, neben der preiswerten Sättigung und Versorgung mit lebensnotwendigen Nährstoffen, individuelle Identitätsressourcen und stellen das einzelne Individuum übergreifende Vergesellungspotentiale bereit. Nicht zuletzt sind sie materialisierte Träger von Träumen, Traditionen und Genussangeboten.

Nicht jeder will und kann im Alltag jederzeit mit höchster Aufmerksamkeit selbstzubereitete Speisen kochen und anschließend mit derselben Aufgeschlossenheit filigranste Geschmackserlebnisse durchleben, die auch eine anstrengende Herausforderung für den Sinnesapparat darstellen können. Aber nur weil man nicht permanent im Gourmet-Modus performt, heißt das nicht, gleich ins komplette Gegenteil umzuschwenken und überhaupt nur noch Junkfood zu verzehren. Es besteht selbstverständlich die Möglichkeit zu switchen: heute selbstgebackenes Brot, morgen Fischstäbchen, am Wochenende Einkehr bei Felix Schneider im SoSein in Heroldsberg.

Die Ernährungskultur der modernen Massengesellschaft ist aber auch immer die der funktional ausdifferenzierten industriellen Lebensmittelproduktion. Diese bietet Nährstoffe, gustatorischen Genuss und vor allem die partikulare Ernährungskulturen übergreifenden Narrative der globalen Populärkultur. Man könnte hier in Anlehnung an Popmusik von *Popfood* sprechen.[23] Sie steht dabei, wie das Beispiel des Dosenraviolijubiläums zeigt, in einer inzwischen jahrzehntelangen, wenn man ganz an die Anfänge von Justus Liebigs Fleischextrakt (1863) oder Knorrs erste Fertigsuppe Bienenkorb (1873) zurückgeht, sogar schon über 150 Jahre langen Tradition. Twitteraccounts wie zum Beispiel @70s_party[24] bereiten mit zwinkerndem Auge die Geschichte der modernen, industriell inspirierten Ernährungskultur auf und stricken an der intergenerationalen Fortführung deren Narrative. Diese Narrative müssen und sollen nicht maximal komplex sein,

---

[23] Popmusik weist ebenfalls eine extrem hohe Bandbreite an Qualitäten und eine weitgehende Binnendifferenzierung auf.

[24] https://twitter.com/70s_party Abruf: 17.08.2018.

sondern im besten Fall „einfach gut". Einfach gut, so wie der Titelsong des erfolgreichsten aller Systemgastronomen, bei dem angeblich niemand isst, dessen Filialnetzt dennoch flächendeckend seit Jahrzehnten Spitzenwerte im Umsatz erzeugt und dessen Produkte doch jeder ganz genau kennt. Wenn Sie in den 1990ern einen Fernseher besaßen und jetzt jemand anfangen würde zu summen „Stell dir mal vor…", wüssten Sie nicht auch, wie es weitergeht? Dann wissen auch Sie, dass Convenience Food zu Ihrer Esssozialisation ebenso dazu gehört wie zu der von Millionen anderer Menschen, die Teil dieser modernen, globalisierten Ernährungskultur sind.

Literatur

BDSI (2018) Anteil des nachhaltig erzeugten Kakaos in den in Deutschland verkauften Süßwaren steigt auf 55 Prozent. https://www.bdsi.de/pressemeldungen/details/anteil-des-nachhaltig-erzeugten-kakaos-in-den-in-deutschland-verkauften-suesswaren-steigt-auf-55-proze/

Böhn D (2018) Eklig? Nein, köstlich! „Meine Ode an die Dosen-Ravioli". https://www.bild.de/lifestyle/kultur/kultur/erinnerungen-an-die-dosen-ravioli-55690822.bild.html. Zugegriffen: 19. Aug. 2018

Eger MA (2010) Even in Sweden: the effect of Immigration on support for welfare state spending. Eur Sociol Rev 26(2):203–217

Kaase M, Schulz W (Hrsg) (1989) Massenkommunikation Theorien, Methoden. Westdeutscher Verlag, Befunde

Kofahl D (2014) Die Komplexität der Ernährung in der Gegenwartsgesellschaft. Kassel University Press, Kassel

Kofahl D (2018a) Glaube und Genuss – Der hohe Nährwert christlicher Ernährungskultur. inspire – Zeitschrift für christliche Spiritualität und Lebensgestaltung 44(2.18):32–37

Kofahl D (2018b) Versöhnen statt Ampel. Wir sollten uns mit unserer modernen Esskultur versöhnen, statt anderen Menschen ihr Essen vorzuschreiben oder Lebensmittelampeln zu fordern. Novo – Argumente für den Fortschritt. https://www.novo-argumente.com/artikel/versoehnen_statt_ampel

Kofahl D (2018c) Hartz-IV-Menü und Feinkosttheke – Warum es beim Essen um mehr geht als ums Sattwerden. LuXemburg – Gesellschaftsanalyse und Praxis 2018(1):60–65

Kracht C (2012) Der gelbe Bleistift. Fischer Taschenbuch, Berlin

Paul S (2010) Eine Generation klagt an: rückt den Grünofanten raus! https://nutri-culinary.com/2010/04/23/eine-generation-klagt-an-ruckt-den-grunofanten-raus/. Zugegriffen: 15. Okt. 2015

Paul S (2014) Fundstück der Woche: Wiederschlecken nach Jahrzehnten – die Rückkehr des "Grünofanten". https://nutriculinary.com/2014/04/03/fundstueck-der-woche-wiederschlecken-nach-jahrzehnten-die-rueckkehr-des-gruenofanten/. Zugegriffen: 12. Aug. 2018

Peter P (2013) Die Delikatesse der Delikatesse: Babettes Fest. In: Kofahl D et al (Hrsg) Kulinarisches Kino. Interdisziplinäre Perspektiven auf Essen und Trinken im Film. Transcript, Bielefeld, S 145–154

Serres M (1998) Die fünf Sinne. Suhrkamp, Berlin

Simmel G (1910) Soziologie der Mahlzeit

Stern 2018. https://www.stern.de/lifestyle/notration-simon-schwarz-schwaermt-von-dosenravioli-8202958.html

WDR 2018. https://www.facebook.com/WDR/videos/1952422654808707/. Zugegriffen: 29. Aug. 2018

Žižek S (2012) The Pervert's guide to ideology – Präsentiert von Slavoj Žižek. Suhrkamp, Berlin (DVD)

Dr. Daniel Kofahl ist Ernährungssoziologe und leitet das Büro für Agrarpolitik und Ernährungskultur (APEK-Consult). Als Dozent an der Universität Wien sowie an der Fachhochschule Mittelstand lehrt er Ernährungssoziologie. Für zivilgesellschaftliche Institutionen und für Einrichtungen der freien Wirtschaft forscht er zur Sozial- und Kulturgeschichte von Produkten und erstellt Analysen zu Ernährungstrends. An der Universität Trier erforschte er neue Formen des smartphonebasierten Diet Trackings, an der Technischen Universität Berlin arbeitet er zur „Praxis und Ästhetik des Essens". Daniel Kofahl ist Sprecher der AG Kulinarische Ethnologie. Mehr Infos zu Arbeitsfeldern, Publikationen und Vorträgen unter: www.apek-consult.de/team/dr-daniel-kofahl/ Kontakt: kofahl@apek-consult.de.

5

gut | ESSEN | böse – oder – „Warum Bio nicht Bobo ist und wie Essen die Welt verändern kann"

Martin Hablesreiter und Sonja Stummerer

Stellen Sie sich ein frisches herausgebackenes Wiener Schnitzel mit Erdäpfelsalat[1] vor. Zu dieser Vorstellung empfehlen wir noch ein gut eingeschenktes, wohltemperiertes Achterl[2] Grünen Veltliner.[3] Gut, oder? Dieser Traum kann nicht böse sein. Falls Sie liebe Leserin, lieber Leser aber Vegetarierin oder Vegetarier sind, verschiebt sich die Vorstellung von Gut und Böse gleich ein bisschen.

Essen erhält uns am Leben. Essen kann großer Genuss sein. Essen erschafft Gemeinschaften und Gemeinwohl, und dennoch können wir uns über (böse) Mitessende, (böse) Geschmacklosigkeiten bei Tisch oder (böse) Industrieprodukte furchtbar ärgern.

Gutes Schnitzel? Böses Schnitzel? Ohne näher auf die moralische Komponente des Fleischverzehrs einzugehen, beinhaltet der Konsum eines panierten und hernach in der Pfanne gebackenen Stücks Schweinehintern das Töten eines Tieres. Das Schwein selbst wuchs mit großer Wahrscheinlichkeit unter haftähnlichen, unwürdigen Bedingungen namens Massentierhaltung auf, wurde mit Kraftfutter mit allerhand, nicht näher definierten

---

[1] Wienerisch für Kartoffelsalat.
[2] Wienerisch für 0,125 L.
[3] Österreichische Weißweinsorte.

M. Hablesreiter (✉) · S. Stummerer
honey & bunny productions, Wien, Deutschland
E-Mail: atelier@honeyandbunny.com

© Springer Fachmedien Wiesbaden GmbH, ein Teil von Springer Nature 2020
C. Klotter und E.-M. Endres (Hrsg.), *Gute – Böse Lebensmittelindustrie*,
https://doi.org/10.1007/978-3-658-26458-1_5

Zusatzstoffen in wenigen Monaten gemästet und dann zur industriellen Schlachtung durch halb Europa gekarrt. Falls Sie panierten Tofu bevorzugen, müssen wir Ihnen hiermit leider mitteilen, dass der Anbau von Soja einen Landstrich in Südamerika beansprucht, der größer ist als Deutschland. Um diese landwirtschaftliche Industrie aufzubauen, müssen vielerorts unter anderem Regenwald, Biodiversität, Tierarten, Kleinbauern oder indigene Volksgruppen unfreiwillig weichen. Zur Bewirtschaftung werden Giftstoffe wie Glyphosat oder Azoxystrobin eingesetzt, wird literweise Energie in Form von Diesel verbraucht und sehr viel Wasser benötigt.[4]

Das Wachstum von Lebensmitteln braucht Erde, Wasser und Sonnenenergie. Für die Produktion eines Kilogramms Brot, wie wir es heute in den Geschäften westlicher Supermärkte kaufen, werden 0,95 m^2 fruchtbarer Boden und 65 L sauberes Wasser benötigt.[5] Im heutigen, industriellen Zeitalter kommen für die Produktion von Brot je nach Machart und Herkunft außerdem Bewässerungsanlagen, landwirtschaftliche Maschinen und klimatisierte Lagerhallen zum Einsatz. Weiter sind Kühlcontainer, Ozeanfrachter, Lastkraftwägen, Frachtflugzeuge, Hochregallager, Auslieferfahrzeuge und Supermärkte erforderlich. Diese Einrichtungen und Maschinen verbrauchen Ressourcen und Energie. Das oben angeführte Kilogramm Brot enthält durchschnittlich 0,45 L Diesel, beziehungsweise 16,50 Megajoul Energie.[6] Um diese Energie zu erzeugen, etwa um Maschinen anzutreiben oder Transportkilometer zu bewältigen, wird im Regelfall Kohlenstoff verbrannt. Um beim Beispiel von einem Kilogramm Brot zu bleiben: dieses hinterlässt im Durchschnitt 1,22 kg Kohlendioxyd[7] in der Erdatmosphäre. Und zwar nur im Zuge seiner Herstellung, etwaige Emissionen, die bei der Entsorgung, z. B. bei der Verbrennung von nicht gegessenem Brot (mancherorts sind das um die 15 %[8]) entstehen, sind da noch gar nicht eingerechnet.

---

[4]Vgl.Weltagrarbericht 2008, in der Fassung: Agriculture at a Crossroads, herausgegeben von Zukunftsstiftung Landwirtschaft, Berlin, 2016, Kapitel Fleisch und Futtermittel; sowie Ermann, U., Langthaler, E., Penker, M., Schermer, M. (2017). Agro-Food Studies, Eine Einführung, Böhlau, 2018, S. 36.

[5]Diese Daten wurden für das Arts & Science Projekt „market of externalities" ermittelt, das die Autoren (alias honey & bunny) gemeinsam mit WissenschaftlerInnen des Joint Research Center (JRC) der Europäischen Kommission realisierten. Dr. Erwan Saouter und seine Mitarbeiterinnen Michaela Secchi, Valentina Castellani und Francesca Reale vom JRC ermittelten dafür die Daten und stellten sie dem Künstlerduo zur Verfügung. Das Projekt wurde im Herbst 2017 im Museo Nazionale della Scienza Leonardo da Vinci in Mailand präsentiert.

[6]ebenda.

[7]ebenda.

[8]Wagenhofer, Erwin, We feed the World – Essen global, Dokumentarfilm, Allegro Film, Österreich, 2005.

Konventionelle Landwirtschaft geht mit Ressourcen nicht zimperlich um. Nach einem Bericht des United Nations Environment Programme (UNEP) ist sie für 60 % des terrestrischen Biodiversitätsverlustes und für 24 % der Treibhausgase verantwortlich.[9] Monokulturen laugen fruchtbaren Boden langfristig aus und verbrauchen – man könnte auch sagen – verschwenden Wasserreserven. Große Wasserflächen wie der Aralsee oder das Nildelta drohen in Folge intensiver landwirtschaftlicher Nutzung auszutrocknen oder sind bereits(teilweise) trocken. Zur Arbeitserleichterung und Ertragssteigerung stellt die chemische Industrie zudem Kunstdünger und Pestizide zur Verfügung. Ein Kilo Brot „beinhaltet" im Durchschnitt 20 g Stickstoff und 30 g Phosphorpentoxid,[10] beides sind Kunstdünger, die Boden und Grundwasser auf Dauer versalzen. Auch giftige Substanzen wie die beiden Pestizide Azoxystrobin (0,01 g je Kilogramm Brot) oder das berüchtigte Glyphosat (0,04 g je Kilogramm Brot),[11] finden sich in einem durchschnittlichen Brot. Diese Stoffe sind definitiv giftig, strittig ist lediglich, in welcher Dosis sie Pflanzen, Tieren oder Menschen gesundheitlich schaden. Nicht minder problematisch sind andere Phänomene, die mit konventioneller Landwirtschaft einhergehen können: Artensterben oder menschliches Leid, das durch die Zerstörung von Lebensräumen, Vertreibung, Land- oder Wasserraub, sowie moderne Formen der Sklaverei ausgelöst wird. Diese Auswirkungen sind nicht so leicht mess- oder nachweisbar wie chemische Rückstände im Brot und passieren oft, ohne dass wir Konsumentinnen und Konsumenten davon wissen (oder wissen wollen). Sind derartige „Nebenwirkungen" unseres Essens nur eine Randerscheinung und damit ein Luxusproblem? Macht es überhaupt Sinn, sich über diese Phänomene Gedanken zu machen, oder sind sie ohnehin unausweichlich und liegen überdies in der Verantwortung der Produzenten?

Wo immer Menschen am Werk sind, in die Natur eingreifen, und sie für ihre Zwecke nutzen, verursachen sie Veränderungen und lösen Folgeerscheinungen aus. Entstehen im Rahmen wirtschaftlicher oder produktiver (menschlicher) Tätigkeiten Unannehmlichkeiten oder Schäden für Menschen, Tiere oder die Umwelt, so bezeichnet man diese Auswirkungen als „Externalitäten".[12] Dieses unscheinbare und recht unschuldig

---

[9]vgl. UNEP, 2016, Food Systems and Natural Resources, zitiert in Ernst Ulrich von Weizsäcker, Andres Wijkman u. a., Wir sind dran, Gütersloher Verlag, (2017, S. 236).

[10]ebenda.

[11]ebenda.

[12]Als Externalität oder externen Effekt werden in der Volkswirtschaft negative oder positive Effekte bezeichnet, die nicht vom Verursacher bezahlt oder genutzt werden und daher auch nicht Teil der wirtschaftlichen Entscheidung bzw. Kalkulation sind. Es entstehen externe Kosten, die die

daherkommende Wort beschreibt alle Arten von Verschwendung, Verschmutzung, irreversibler Zerstörung und menschlichem Leid, die im Rahmen eines wirtschaftlichen Vorgangs passieren, von den Verursachenden aber nicht bezahlt oder kompensiert werden. Auch bei der Produktion von Essen entstehen derartige „Kollateralschäden" an Mensch, Tier und Natur.

Mit der Art und Weise, wie sich Menschen mit Nahrung versorgen, legen sie auch ihr Verhältnis zur Natur fest. Nicht zuletzt wegen der externen Effekte, die bei der Herstellung von Essen anfallen, ist jeder Bissen auch ein zutiefst politischer Akt. Jedes Mahl ist – wie der Kauf jedes anderen Produkts – eine Entscheidung für die Zukunft: für oder gegen Naturschutz, für oder gegen soziale Gerechtigkeit. Politisches Handeln – in diesem Fall politisch zu essen – bedeutet aber mehr als eine Entscheidung an der Supermarktkasse. Auch wenn uns Bürgerinnen und Bürgern immer wieder suggeriert wird, dass verantwortungsbewusster Konsum die Welt in eine Bessere verwandeln wird, dürfen wir uns eben nicht auf willige Käuferinnen und Käufer reduzieren lassen. Die Anschaffung und der Verzehr von Bioprodukten wird genauso wenig den Klimawandel stoppen, wie Fairtrade Sklaverei, Vertreibung oder Landraub beenden. Letztlich fließt der Großteil des Gewinns auch bei Fairtrade-Produkten in den Groß- und Einzelhandel und nicht in das Haushaltseinkommen der Bauernfamilien. Letztere verdienen bloß ein bisschen mehr als ihre Kolleginnen und Kollegen. Sie sind ein wenig weniger abhängig als die anderen. Bio oder Fairtrade sind begrüßenswerte Konzepte, aber sie lenken auch von den systemischen Problemen unserer Nahrungswelt ab. Denn sie bieten eine Art von Ersatzhandlung, die uns dazu verleitet, unsere tatsächlichen, politischen Rechte als Bürgerinnen und Bürger zu vergessen. Solange wir nämlich versuchen, eine bessere Welt herbei zu konsumieren, ordnen wir uns freiwillig – und wohl auch bequem -, einem globalen System von zunehmender, wirtschaftlicher Monopolisierung, schleichender politischer Entrechtung und der Ausnutzung von Menschen, die in Ländern mit schlechteren Sozial-, Arbeits- und Umweltstandards für uns produzieren, unter.[13] Wir lassen uns vom politischen zum wirtschaftlichen Subjekt herabwürdigen.

Allgemeinheit tragen muss, z. B. infolge von Verschmutzungen oder – im Fall eines positiven Effekts – z. B. ein sozialer Nutzen.

[13]Bei der Massenproduktion mancher Esswaren in Billiglohn- oder Schwellenländern kann man durchaus von wirtschaftlichem Kolonialismus sprechen, z. B. beim großflächigen Sojaanbau in Brasilien (vgl. Pearce und Land Grabbing 2012, S. 154 ff.).

Denn unsere (erkämpften) politischen Rechte enden keineswegs am Kassenpult. Sie betreffen nicht nur den richtigen oder den falschen Konsum. Als Demokratinnen und Demokraten müssen wir zum Beispiel dafür sorgen, dass nachhaltiger Landbau ebenso zur vorherrschenden Norm wird, wie globale, soziale Werte und Rechte. Es ist schlicht skandalös, dass die Einhaltung der Menschenrechte oder die Erhaltung von Boden, Wasser und Klima als (vermeintlich teure) Besonderheit gelten, während die systematische Zerstörung von Natur und die Ungleichbehandlung von Menschen als konventionell, ja sogar als normal bezeichnet werden. Warum biologischer Landbau im Gegensatz zu mit Gift behandeltem Gemüse gekennzeichnet werden muss und nicht umgekehrt, ist mehr als nur rätselhaft.

Denn im Gegensatz zu konventioneller Landwirtschaft erhält biologischer Landbau Böden langfristig fruchtbarer. Biologische Produkte sind zwar teurer, weil der Ertrag in der Biolandwirtschaft geringer ist. Gleichzeitig aber vermeidet sie teure Folgeschäden, die durch ausgelaugte Böden, Erosion, Überschwemmungen oder Artensterben entstehen. Mittelfristig erweist sie sich daher als wirtschaftlich sinnvoller: denn sobald man die externen Kosten einrechnet, entpuppt sich das derzeitige Agrarsystem als Wirtschaftszweig, der mit riesigen Verlusten operiert.[14] Volkswirtschaftlich betrachtet ist das konventionelle Agrarsystem also äußerst unwirtschaftlich. Die externen Kosten biologischer Waren dagegen fallen deutlich geringer aus als bei herkömmlicher Landwirtschaft.

Seit der Gründung der westlichen Demokratien leben wir unter einem rechtlichen Schutzzelt, das die Anwendung von Gewalt im nationalen Raum von wem auch immer gegen wen auch immer verhindert. Den Menschen unserer westlichen Rechtsstaaten darf weder von staatlicher, noch von wirtschaftlicher, noch von religiöser Seite etwas angetan werden. Solange es sich dabei um direkte, physische Gewalt handelt, funktioniert diese Idee ziemlich gut und zeichnet das Zusammenleben in Europa aus. Wenn aber mit Wasser- oder Luftverschmutzungen oder mit giftigen Stoffen, die z. B. in der Landwirtschaft eingesetzt werden, den Mitgliedern unserer Gesellschaften – z. B. Bauer/Bäuerinnen oder Anwohner/Anwohnerinnen – potenzielle, gesundheitliche Schäden zugemutet werden, dann ist von rechtlichen Graubereichen die Rede. Noch schlechter sieht es aus, wenn die

---

[14]Rechnet man die externen Kosten zu den Betriebskosten hinzu, produzieren viele Branchen unter Verlusten, besonders groß sind diese Verluste allerdings im Landwirtschaftssektor, so etwa 165 % bei der Rinderzucht und 78 % bei Weizen. Vgl. Ernst Ulrich von Weizsäcker, Andres Wijkman u. a., Wir sind dran, Gütersloher Verlag, (2017, S. 79).

betroffenen Menschen in anderen Ländern leben, auch wenn die Schäden von Produkten verursacht werden, die bei uns konsumiert werden. Kann die bewusste, langfristige Zerstörung von Natur, Lebensräumen oder Gesundheit als Gewalt betrachtet werden, oder nicht?

In der konventionellen, landwirtschaftlichen Produktion zu arbeiten, bedeutet den Umgang mit gesundheitsschädlichen Materialien und Substanzen. Menschen, die in der Landwirtschaft tätig sind, hantieren mit giftigen Stoffen, wie Pestiziden. Im besten Fall führen sie diese Tätigkeit in halbwegs dichten Fahrerkabinen von Traktoren durch, oder auch ohne jede Schutzvorrichtung im Inneren von Gewächshäusern oder Plastiktunneln. Ihre Hände und ihre Atemwege sind oft ungeschützt. Gerade in Ländern ohne entsprechenden Umwelt- und Gesundheitsschutz sind diese Menschen berufsbedingt großen Mengen Gift ausgesetzt. Stark gestiegene Krebsraten und die Häufung anderer Erkrankungen bei der Bevölkerung in Gebieten Südamerikas, in denen Glyphosat teils in hoher Dosierung mit Flugzeugen versprüht wird, sind ein Indiz für die negativen Auswirkungen des Unkrautvertilgungsmittels bei entsprechend hoher Dosierung.[15] 2008–2013 kam es sogar zu einem Gerichtsverfahren zwischen Ecuador und Kolumbien vor dem internationalen Gerichtshof. Streitpunkt waren Glyphosat-Sprühungen im Bereich des Grenzflusses San Miguel.[16] Sind wir für diese Gesundheitsgefährdung mitverantwortlich, wenn wir uns Soja aus diesen Anbaugebieten zu Hause in unseren Soja-Latte gießen oder indirekt über Futtermittel in unserem Fleisch konsumieren?

Ein wichtiger politischer Aspekt der globalen Nahrungsversorgung ist die Herkunft unserer Nahrung. Jene Kalorien, die im Westen gehandelt und verspeist werden, stammen oft aus Gebieten, in denen demokratische Werte wie Menschenrechte oder Rechtssicherheit kaum als essenzielle Säulen der Gesellschaften betrachtet werden. Westliche Demokratien verstehen Gleichheit als gesellschaftlichen Grundsatz. Doch bereits beim Kauf eines Kilogramms konventionellem Brot kann diese Basis menschlich-demokratischen Zusammenlebens außer Kraft treten. Möglicherweise stammt der Weizen dieses Brots von einer Plantage im Südsudan, deren Land gewaltsam von Kleinbauern geraubt wurde.[17] Die vertriebenen Familien sind dann oft gezwungen, zu entwürdigenden Bedingungen auf ihren ehemals eigenen

---

[15]Vgl. Jäger et al. (2007, S. 270 ff.).
[16]Ziel der Sprühungen war die Vernichtung von Drogenanbauflächen. Vgl. Melendez, Angela, Colombia chemical spraying furor continues, Al Jazeera English (Inter Press Service), 30. Oktober 2013.
[17]Vgl. Pearce (2012).

Feldern zu arbeiten, um zu überleben. Ähnliches passiert auch beim Anbau von Zuckerrohr und Soja in Südamerika oder bei Palmöl in Malaysia und Indonesien. Da Weizen eine internationale Handelsware ist, deren Preis starken Schwankungen unterworfen ist, kann sich die Bezugsquelle für Zutaten ein und desselben Produkts rasch ändern. Im Supermarkt ist dann meist nicht mehr nachvollziehbar, woher die Zutaten einer Speise stammen. Nicht nur bei Brot, auch bei anderen Esswaren, ist es schwer, den Überblick zu behalten, was – ökologisch und sozial – drinnen steckt. So importiert die EU über 70 % der Eisweißpflanzen für Tierfutter (vor allem Soja) aus Süd- und Nordamerika. Würde dieses Futter in der EU selbst angebaut werden, wären dafür etwa 20 % des gesamten, heimischen Ackerlandes nötig. Für die transatlantischen Anbaugebiete müssen Urwälder und Weideland großflächig weichen.[18] Wir decken also – je nach Essverhalten – einen Gutteil unseres Nahrungsbedarfs im Ausland und entnehmen somit Leistungen des Ökosystems (z. B. Wasser, Bodenfruchtbarkeit, etc.) nicht nur daheim, sondern auch in anderen Regionen der Welt.

Der internationale Handel mit essbaren Rohstoffen schafft zugleich einen globalen Markt für Grund und Boden. Da Grundprodukte wie Weizen, Reis, Zucker oder Soja auf dem Weltmarkt nicht mehr von der Kaufkraft einer lokalen Bevölkerung abhängen, und gleichzeitig die Verfügbarkeit fruchtbarer Böden augenscheinlich knapp ist, steigt die Attraktivität landwirtschaftlicher Flächen als sicheres Investment einerseits und Ertrag bringendes Wirtschaftsgut andererseits.[19]

Endet der Gleichheitsgrundsatz an der Staatsgrenze oder an den Außengrenzen der Europäischen Union? Ist der Konsum von Produkten, die in Staaten ohne Rechtssicherheit, Gesundheits- oder Umweltschutz und mit mangelndem demokratischem Verständnis vertretbar, auch wenn Bio- oder Fairtradelabels auf den Bananen oder Kaffeepackungen kleben?

Selbst wenn sich kein Weizen aus Dritte Welt Ländern in besagtem Brot befindet, so wurde dieses unter Umständen von Menschen ohne Aufenthaltstitel für die Europäische Union und/oder nicht unter adäquaten Arbeitsbedingungen und Löhnen gesät, gepflegt und geerntet. Europäische

---

[18]Vgl. Weltagrarbericht 2008, in der Fassung: Agriculture at a Crossroads, herausgegeben von Zukunftsstiftung Landwirtschaft, Berlin, 2016, Kapitel Fleisch und Futtermittel; Der Weltagrarbericht wurde 2003 unter dem offiziellen Namen „International Assessment of Agricultural Knowledge, Science and Technology of Development" (IAASTD) von der UNO und der Weltbank initiiert und 2008 von 58 Staaten unterschrieben.

[19]Vgl. Weltagrarbericht 2008, in der Fassung: Agriculture at a Crossroads, herausgegeben von Zukunftsstiftung Landwirtschaft, Berlin, 2016, Kapitel Land Grabbing; https://www.weltagrarbericht.de/fileadmin/files/weltagrarbericht/Neuauflage/WegeausderHungerkrise.

Medien, wie die österreichische Tageszeitung, der Standard, berichten immer wieder über menschenunwürdige Arbeitsbedingungen, unter denen Einwanderer, die zum Großteil aus dem Mahgreb stammen, die landwirtschaftlichen Großbetriebe in Südeuropa beackern. Diese Menschen sind so etwas wie moderne Leibeigene. Sie schuften dafür, dass eine europäische, meist weiße Mittelschicht, die so stolz auf ihre Demokratie und ihre (christlichen) Werte ist, Lebensmittel günstig kaufen kann. Warum fallen diese Menschen aus unserem Wertekodex heraus? Warum ist es uns egal, ob saisonal angeheuerte Erntehilfskräfte aus Osteuropa Spargel zu fairen Bedingungen stechen und sozial versichert sind, während sie unsere Erdbeeren und Tomaten pflücken?

Solange sich die Menschen des Westens (freiwillig) damit zufrieden geben, mit dem Kauf ethisch einwandfreier Produkte, eine (vermeintlich) friedliche und lebenswerte Zukunft zu schaffen, solange haben wir das Wesen der Demokratie nicht verstanden.

Das Rad der industriellen Nahrungsproduktion lässt sich nicht zurückdrehen, zumal die industrielle Fertigung zweifelsohne auch große Vorteile mit sich bringt. Was wir ändern müssen, ist das Bewusstsein, das wir dieser Ernährungsform entgegenbringen. Die moderne Denkweise,[20] von der unsere Gesellschaft nach wie vor geprägt ist, ist dem Glauben an Fortschritt, technische Entwicklung und stetiges Wachstum verhaftet: schneller, besser, weiter. Sie setzt eine quasi unendlich große, sich stets regenerierende Natur voraus, die gezähmt und genutzt werden kann bzw. muss, wie sie in Europa vor einigen hundert Jahren oder in den USA noch im 18. und 19. Jahrhundert tatsächlich vorhanden war. Die Vorstellung des Menschen, der sich die Natur und ihre Ressourcen – faktisch ohne Konsequenzen – sukzessive aneignet und für seine Zwecke verbraucht, stammt aus einer Zeit, als sich das Verhältnis von Mensch zur Natur noch ganz anders darstellte als heute: vergleichsweise wenige Menschen standen einer schier unendlich großen und auch mächtigen (bedrohlichen) Natur gegenüber. Heute leben wir in einer „vollen Welt", in der Wachstum nicht notgedrungen bessere Lebensbedingungen bedeutet sondern tatsächlich auch schädlich sein kann.[21] Der ursächliche physische Konflikt, der zwischen Wirtschaft und Umwelt

---

[20]Die Aufklärung, als Basis unserer heutigen Denkweise und Wirtschaftsmodelle, vollzog sich im 17. und 18. Jahrhundert, also zu einer Zeit als die Weltbevölkerung rund 1 Milliarde betrug. Heute leben mehr als 7 Mal so viele Menschen auf unserem Planeten (vgl. von Weizsäcker et al. 2017, S. 35 und 112).

[21]Vgl. von Weizsäcker et al. (2017, S. 36).

besteht, hat sich drastisch verschoben: heute ist das Ökosystem und seine Leistungen das knappe Gut, nicht etwa die (menschliche) Arbeitskraft. Die Konkurrenz zwischen Wirtschaft und Umwelt führt unter diesen veränderten Bedingungen zu einem offenen Konflikt zwischen Wirtschaftswachstum und Erhaltung der Umwelt.[22] Oder anders ausgedrückt: wirtschaftliches Wachstum stößt an ökologische Grenzen und wird zu unwirtschaftlichem Wachstum. Auch – oder gerade – in der Landwirtschaft ist das der Fall.

Heute hat sich, im Vergleich zu jener Zeit, aus der unsere moderne Kultur und Denkweise stammt, das Verhältnis von Menschen zu Umwelt verkehrt: aktuell teilen wir unseren Planeten mit rund 7,5 Mrd. anderen Menschen. Infolge des Bevölkerungswachstums aber auch unseres Wirtschaftssystems, das nur durch fortwährendes Wachstum funktioniert, sprengt der Ressourcenverbrauch den Rahmen des Planeten. Nach Berechnungen des Global Footprint Networks fiel jener Tag im Jahr, an dem die Menschheit alle nachhaltigen, also regenerierbaren Ressourcen der Erde verbraucht hat, 2018 auf den 1. August. Das ist das früheste Datum dieses fiktiven „Earth Overshoot Day" seit dem Jahr 1970, als der menschliche Verbrauch die regenerierbaren Ressourcen erstmals überschritten hat. Rein rechnerisch wären derzeit rund 1,7 Erden nötig, um unseren Bedarf an Rohstoffen – von Essen, über Holz bis hin zu Baumwolle und allen anderen Waren – zu decken.[23]

Externalitäten in Form von Umweltzerstörung oder der Verletzung von Menschenwürde sind keine Einzelfälle, keine kleine Randerscheinung unserer Lebensform, sondern Teil des Systems. Wer konventionelle/industrielle Lebensmittel isst, fügt der Natur Schaden zu und verschmutzt die Umwelt. Das kann in bestimmten Fällen unausweichlich, ja sogar sinnvoll sein. Um Nutzen gegen Schaden etwa beim Einsatz von Pestiziden abzuschätzen, müssen wir Zusammenhänge und Auswirkungen verstehen. Dazu brauchen wir Informationen. Was wir als Zivilgesellschaft fordern können, ist Transparenz: Transparenz über Herkunft, Produktionsweise und Ressourcenverbrauch unseres Essens, sowie über die an Produktion und Vertrieb beteiligten Unternehmen. Wir müssen ein sinnvolles Risikomanagement der Nahrungsproduktion etablieren. Eine Abwägung von Nutzen und Schaden,

---

[22]Vgl. von Weizsäcker et al. (2017, S. 110 ff.).
[23]https://www.weltagrarbericht.de/aktuelles/nachrichten/news/de/33331.html, https://www.overshootday.org/newsroom/press-release-july-2018-english/

und zwar nicht aus Sicht der Produktion oder des Konsums, sondern aus gesellschaftspolitischer Sicht. Denn nur so werden Folgeschäden an Umwelt, Natur oder soziale Ungerechtigkeit, die von der Allgemeinheit getragen werden, auch berücksichtigt.

In seiner Sendung „Nuhr im Ersten" am 07.12.2017 im deutschen Fernsehsender ARD spottet der deutsche Kabarettist Andreas Nuhr über nachhaltige Ernährungsformen und Bedenken gegenüber Pestiziden. Besondere Aufmerksamkeit schenkt er dem weltweit bedeutendsten Inhaltsstoff von Herbiziden, dem Glyphosat. Er vergleicht die Aufnahme dieses Gifts in den menschlichen Körper mit dem Verzehr von Salami und er sagt: „Glyphosat ist zwar krebserregend, aber unbedenklich, weil es den Krebs erst erregt, wenn man sich das Zeug fassweise reinzieht, jeden Tag 300 Jahre lang!"[24] Abgesehen davon, dass heute niemand in der Lage ist, die Auswirkungen von Glyphosat auf den menschlichen Körper genau zu beurteilen, übersieht der deutsche Comedian Nuhr im Rahmen seiner Analyse einen wesentlichen Aspekt: Nuhr geht vom Verzehr weiter verarbeiteter landwirtschaftlicher Produkte aus, also von jenen oben erwähnten 0,04 Gramm in einem Kilo Brot. Die Unbedenklichkeit dieser Dosis wird je nach politischer und wissenschaftlicher Institution mehr oder weniger anerkannt oder angezweifelt. Dass Glyphosat auch große Vorteile bringen kann, steht außer Zweifel. Dennoch zeichnet Andreas Nuhr ein sehr egozentrisches Bild, das die Problematik Glyphosat nur aus der eigenen Perspektive betrachtet. Nuhr vergisst jene Menschen, die das Glyphosat ausbringen müssen. Denn die Arbeiterinnen und Arbeiter sind wesentlich höheren Dosen ausgesetzt. Sie müssen das Zeug zwar nicht fassweise trinken, wie Nuhr vorschlägt, sondern neben den Fässern wohnen, mit ihnen hantieren und ihren Inhalt mehr oder weniger mit Atemmasken versprühen, sowie die ökologischen Folgen in ihrer Region tragen.

Es ist eigentlich überraschend, dass Menschen, die sich mit Nachhaltigkeit auseinandersetzen, indem sie zum Beispiel versuchen, politische Verantwortungsträger auf Giftstoffe oder gesundheitliche Auswirkungen eben dieser Substanzen hinzuweisen, öffentlich lächerlich gemacht werden. Offenbar ist es peinlich, nachhaltig zu denken oder zu leben oder politische Rechte zu diesen Themen wahrzunehmen. Menschen, die gesundheitliche Folgen konventioneller Nahrungsmittelproduktion befürchten oder auf potenzielle Gefahren hinweisen, werden im besten Fall als alternativ,

---

[24]Zitiert aus der ARD Sendung „Nuhr im Ersten" vom 07.12.2017.

naiv oder als abgehobene, arrogante Schnösel verunglimpft. Frei nach dem Motto: „Haben die keine anderen Probleme?"

Der Kauf oder Verkauf von Bioprodukten wird oft und gerne als lächerlich gebrandmarkt. So beschrieb z. B. der österreichische Kulturjournalist Christian Schachinger am 8. März 2018 die Kundinnen und Kunden, ebenso wie die Verkäuferinnen in einer Biobäckerei als verhaltensauffällig, und er beendet seine Ausführungen mit den Sätzen: „In der Backbox vom Hofer[25] fühle ich mich als Kunde angenommen und abgeholt. Auf Augenhöhe halt."[26]

Bio wird mit Bobo oder Gutmensch gleichgesetzt, also mit einer etwas abgehobenen, höheren, urbanen Mittelschicht ohne Geldsorgen. Die Bezeichnungen Bobo oder Gutmensch sind nicht nett gemeint und Bio-Bobo schon gar nicht. In der Frage pro oder contra Bioprodukte grenzen sich Linke und Grüne scharf voneinander ab. An dieser Trennlinie wird die Anhängerschaft nachhaltiger Ideen zu Verräterinnen und Verrätern sozialistischer Ideen. Schachinger schreibt im oben genannten Beitrag, dass er sich bei Hofer in Wiens Arbeiterbezirk Fünfhaus aufgehobener fühle, als im gentrifizierten Innenstadtbezirk Wien Neuhaus. Der Discountsupermarkt unterscheidet sich vom Biobäcker genauso, wie die alten sozialistischen Konzepte von (links)grünen Ideen. Vollständige Industrialisierung (und entsprechend billige Waren) und ein großer Warenkorb für Alle stehen Handwerk und Verzicht gegenüber. An dieser Grenze linker Weltanschauungen findet ein Konflikt von Wertevorstellung statt. Man wirft einander wechselseitig Naivität vor.

Industrielle Produktion – ob von Nahrung oder von anderen Gütern – ermöglicht die billige Versorgung mit Waren, im konkreten Fall Esswaren, wodurch eine Gesellschaft gesamtheitlich, vor allem aber auch eine nicht näher definierte untere Mittelklasse profitiert. Handwerklich Produziertes dagegen wird heute oft als teurer Luxus empfunden. Das Verhältnis „links" zu „grün" und umgekehrt, entscheidet sich an der Frage der Industrialisierung.

Während die (Voll-) Industrialisierung Ursprung und Teil der sozialistischen Idee ist, hat sie gleichzeitig die Zerstörung von Lebensräumen, Arten

---

[25]Aldi in Österreich.
[26]Schachinger veröffentlichte am 08. März 2018 einen Beitrag in seiner Facebook Timeline mit dem Titel: „Wien-Neubau", der sich mit einem persönlichen Erlebnis in einer Wiener Biobäckerei namens Felzl auseinandersetzt.

und den Klimawandel zu verantworten. Das bürgerlich-grüne Konzept des ethischen Konsums wiederum gilt als unleistbar für armutsgefährdete Menschen und Geringverdiener. Außerdem kann man der Kundschaft moralisch besserer Produkte den Vorwurf machen, sich mithilfe dieses ethisch und intellektuell wertvollen Einkaufens von Anderen absetzen zu wollen. Im Biosupermarkt ist man unter sich, wohlhabend, gebildet und rettet ganz nebenbei auch noch die Welt. Das ist ein schönes Gefühl für jene, die sich diese Form des alltäglichen Konsums leisten können. Leider hat die Prahlerei mit ethisch richtigen Kaufentscheidungen und der Verweis auf verantwortungslose Menschen, die sich mit konventionellen Produkten begnügen und damit ihre Gesundheit und jene des Planeten gefährden, nur wenig mit Nachhaltigkeit und schon gar nichts mit sozialem Gedankengut zu tun. Dieses Verhalten ist ebenso elitär bürgerlich, wie einst der Verzehr von Foie Gras oder Belugakaviar.

Dennoch berührt die Produktion und die daraus resultierende Versorgung mit Essen alle Themen, die für eine friedliche, faire, menschenwürdige und nachhaltige Entwicklung zwingend notwendig sind. Essen ist politisch – ob man will oder nicht.

In keinem anderen Wirtschaftszweig arbeiten so viele Menschen unfreiwillig, illegal oder unter mangelhaften Arbeitsbedingungen wie in der Landwirtschaft,[27] nach Schätzungen der Internationalen Arbeitsorganisation ILO entfallen 59 % der Kinderarbeit auf diesen Bereich.[28] Dennoch werden rund 70 % aller Nahrungsmittel weltweit nach wie vor von Klein- und Kleinstbauern produziert – und zwar auf rund einem Viertel des Ackerlandes und weitgehend ohne ökologische Folgeschäden.[29] Dem Bestreben einer (möglichst) vollständigen, industriellen Erzeugung von essbaren Pflanzen und Tieren und der Frage, ob diese für die Ernährungssicherheit zwingend ist, steht eine mehr oder weniger funktionierende, wirtschaftliche Realität gegenüber. Immer neue, großflächige Monokulturen, die maschinell bewirtschaftet werden, sorgen zwar (vorübergehend) für mehr Ertrag, führen aber auch zum Verlust von Lebensgrundlagen und damit von Arbeitsplätzen. Die schrumpfende Bevölkerung innerhalb der Europäischen Union sowie das fortschreitende Preis- und Lohndumping führen bei einer weiteren, den Prinzipien des Wirtschaftswachstums gehorchenden Industrialisierung

---

[27]Vgl. Ermann et al. (2018, S. 127).
[28]Vgl. Weltagrarbericht 2008, in der Fassung: Agriculture at a Crossroads, herausgegeben von Zukunftsstiftung Landwirtschaft, Berlin, 2016, Kapitel Gesundheit.
[29]Vgl. von Weizsäcker et al. (2017, S. 79).

zur zunehmenden Auslagerung der landwirtschaftlichen Produktion ins Ausland. Bauerntum und Arbeiterstand beäugen einander argwöhnisch, nutzen einen uralten ideologischen Konflikt zwischen links und rechts als Grund für Feindseligkeiten, während die Arbeit von beiden mehr und mehr in Billigstlohngebiete wandert. Jener Markt, der uns alljährlich mehr und billigere Produkte zum Kaufen „schenkt", verschiebt die Lebensgrundlage Arbeit in andere Regionen und Kulturen, während Vertreterinnen und Vertreter der beiden alten Stände mangels politischer Einigkeit ihrem eigenen Verschwinden tatenlos zusehen – ja, dieses durch den eigenen Konsum sogar noch beschleunigen.

Der fruchtbarste Kontinent der Erde verzichtet zusehends (freiwillig?) auf Selbstversorgung und damit auf Ernährungssicherheit. Zwar kann zurzeit noch nicht abgeschätzt werden, wie sich der Klimawandel konkret auf die Bedingungen für die globale Landwirtschaft auswirken wird, aber es scheint, als ob der globale Norden die besseren Karten hätte. Dieses „Blatt" verspielt Europa, wenn wir weiterhin Böden versiegeln, bäuerliche Betriebe auf die Landschaftspflege reduzieren und stattdessen global und industriell erzeugten Lebensmitteln den Vorzug geben.

Nichts verbraucht so viele Ressourcen und schädigt Umwelt und Klima so sehr wie die konventionelle Produktion von Essen.[30] Verschmutzungen und Klimawandel bedrohen aber keineswegs nur die Hauptverursacher im industrialisierten Westen, sondern vor allem auch Menschen, die im globalen Süden leben. Millionen Menschen leiden unter Schäden, wie anhaltenden Hitzeperioden, Dürren, schweren Stürme oder die Zerstörung von Lebensräumen durch erodierte Böden, vergiftete Flüsse und verkaufte Wasserreserven. Nicht zuletzt deswegen hat jeder Bissen auch mit Solidarität, Menschwürde und Gleichheit zu tun.[31]

Sollte sich die Ernährungssicherheit im Süden verschlechtern, werden Hunger, Brotaufstände, gewaltsame Auseinandersetzungen und politische Instabilitäten vermutlich weitere Flüchtlingsbewegungen in Gang setzen. Dass großflächig Land unter unklaren Bedingungen enteignet oder geraubt wird, um billige, essbare Rohstoffe für die Märkte der ersten Welt zu kultivieren, ist nicht nur ethisch untragbar sondern auch kurzsichtig.

---

[30]Vgl. von Weizsäcker et al. (2017, S. 77 ff.).
[31]Vgl. Ermann, U., Langthaler, E., Penker, M., Schermer, M. (2017). Agro-Food Studies, Eine Einführung, Böhlau, 2018, S. 80 ff.; Vgl. Weltagrarbericht 2008, in der Fassung: Agriculture at a Crossroads, herausgegeben von Zukunftsstiftung Landwirtschaft, Berlin, 2016, Kapitel Wasser, Bodenfruchtbarkeit und Erosion, sowie Klima und Energie.

Denn Unterdrückte und Entrechtete können sich erheben, auch wenn sie am Beginn des 21. Jahrhunderts nicht als solche, sondern als Wirtschaftsflüchtlinge bezeichnet werden.

Natürlich sind wir nicht an allem schuld. Aber – und das ist der Nachteil der Globalisierung – im Zeitalter der systemischen Vernetzung sind wir für vieles mitverantwortlich. Die Entscheidung, wo, wie und unter welchen Bedingungen Essen hergestellt wird, ist eine zutiefst politische. Sie auf die produzierenden Unternehmen abschieben zu wollen, ist scheinheilig und sinnlos. Denn die Aufgabe von Unternehmen ist es, gut zu wirtschaften, nicht moralisch zu handeln – das müssen wir schon selbst erledigen.

Was wir wann in den Mund stecken, hat nicht nur mit Genuss oder Gesundheit, sondern auch mit Gemeinwohl zu tun. Mit diesem Gedanken im Hinterkopf, müssen wir die bestehenden Werte unserer Esskultur hinterfragen. Und das darf deutlich mehr sein, als eine heftig ausgetragene Debatte über dem oben erwähnten Wiener Schnitzel samt dem einen oder anderen Achterl Grüner Veltliner. Denn die Auswahl der essbaren Rohstoffe, deren Zubereitung, die Art des Anrichtens und schließlich der Verzehr selbst sind Ausdruck unserer kulturellen Werte. Jedes Mitglied einer Gemeinschaft gehorcht im Regelfall diesen Werten und drückt ihre und seine politischen, sozialen und kulturellen Ideen gerade durch die Art des Was und Wie beim Essens aus. Was wir brauchen ist eine neue Form von Esskultur. Eine Kultur, die Naturschutz und soziale Gerechtigkeit, geringen Ressourcenverbrauch in ihren Wertekanon aufnimmt.

Literatur

Ermann U, Langthaler E, Penker M, Schermer M (2018) Agro-Food Studies, Eine Einführung. Böhlau, Wien, S 80–127 (Erstveröffentlichung 2017)

Jäger Th, Daun A, Lambach D, Lopera C, Maass B, Margraf B (2007) Die Tragödie Kolumbiens: Staatszerfall, Gewaltmärkte und Drogenökonomie. VS Verlag, Wiesbaden, S 270 ff.

Pearce F (2012) Land Grabbing. Kunstmann, München

von Weizsäcker EU, Wijkman A et al (2017) Wir sind dran. Gütersloher, Gütersloh, S 36–110 ff.

Sonja Stummerer und Martin Hablesreiter Honey & bunny nahmen als Designer und Eat Art Künstler an zahlreichen internationalen Einzel- und Gruppenausstellungen teil. Sie stellten unter anderem im Palazzo Triennale in Mailand, im Londoner Victoria & Albert Museum, im Wiener Museum für Angewandte Kunst, im Museum August Kestner in Hannover und im Museo della Scienza in Mailand aus. Performativ waren Sonja Stummerer und Martin Hablesreiter unter anderem für die Paris Design Week, im Republic Salzburg, im Superstudio Mailand, im Angewandten Innovation Laboratory und in Amsterdams Stadshowburg tätig.

2005 publizierten Sonja Stummerer und Martin Hablesreiter das Buch „food design – von der Funktion zum Genuss" (Springer Wien/NY), 2009 „food design XL" (Springer Wien/NY) und 2013 „eat design" (metroverlag Wien). Stummerer und Hablesreiter hielten zahlreiche Vorträge, hatten Gastprofessuren Bukarest RU, Istanbul TU, Chennai IN, Zlin CZ und Wroclav PL und sie lehren an der New Design University in St. Pölten, der Austrian Marketing University of Applied Sciences, der Universität Salzburg und an der Johannes-Kepler-Universität Linz.

6

Die Aufhebung der Lebensmittelindustrie

Jürgen Michalzik

6.1 Einleitung

Das Aufheben hat in der deutschen Sprache seit Hegel eine vielfache Bedeutung: zum einen bezeichnet aufheben einen Vorgang, um etwas näher an sich heranzuholen, damit man es besser betrachten, verstehen und beurteilen kann. Gleichzeitig bezeichnet aufheben auch das Beenden, das Überwinden einer vorgefundenen Situation. Aufheben heißt aber auch, etwas auf eine neue, höhere und bessere Stufe zu heben. In diesem Sinne soll der Beitrag „Die Aufhebung der Lebensmittelindustrie" dabei helfen, die Lebensmittelindustrie aufzuheben. Also aus sich heraus und gefordert und gefördert durch konstruktive Impulse von außen sich weiter zu entwickeln – von „böse" zu „gut".

6.2 Wie das Feindbild „böse Lebensmittelindustrie" entstanden ist

Mit den sozialen und politischen Ausläufern der 68er Studentenbewegung sind weitere gesellschaftliche und insbesondere persönlich gestaltbare Lebensbereiche in den Fokus von Veränderung gerückt: Dazu zählen

---

J. Michalzik (✉)
JAM Consult, Frankfurt am Main, Deutschland
E-Mail: michalzik@jamconsult.de

sicherlich auch die alternativen Landkommunen mit ihrem Anspruch auf ein einfaches, selbstversorgtes und nicht fremdbestimmtes gemeinschaftliches Leben abseits industrieller Nahrungsmittel, Massentierhaltung, Lärm und Umweltverschmutzung. Zuerst nur abseits der Ballungsgebiete angesiedelt, dann aber schon bald als frühe Organisations- und Vertriebsform sind selbstverwaltete Food-Kooperativen als Vorläufer der späteren Bioläden auch in den Städten entstanden. So gesehen war die alternative Bio-Bewegung in ihren Anfängen immer auch ein politischer, anprangernder Gegenentwurf zu industriell erzeugten Lebensmitteln und die Suche nach einem anderen, nicht fremdbestimmtem Wirtschaften und Handeln. In den Augen und im Selbstverständnis der ersten Bio-Anhänger – und nicht nur der ersten Generation – waren die vorherrschende Erzeugung und die Vertriebsformen von Lebensmitteln und die Lebensmittelindustrie selber zweifelsfrei „böse"!

Damals wurden die Impulse der politischen Studentenbewegung und deren umfassende Kritik am menschenverachtenden, profitgetriebenen Kapitalismus schnell auch auf die großen Lebensmittelkonzerne und Handelsorganisationen ausgeweitet. Diese waren – so die vorherrschende Meinung in den alternativen Lebens- und Arbeitsformen – nicht in der Lage, weder die berechtigten Interessen der Landwirte im In- und Ausland noch das Bedürfnis der Menschen nach gesunderhaltenden Nahrungsmitteln zu befriedigen. Ein hoher technologischer Verarbeitungsgrad, der Einsatz von synthetischen Konservierungsstoffen und Ackergiften tat ein Übriges, um den ersten Generationen der Bio-Bewegung ein klares Feindbild zu liefern – das der bösen Lebensmittel-und Agrarindustrie.

6.3 Das klare Welt- und Feindbild löst sich langsam auf

Bis vor wenigen Jahren war das zweigeteilte Bild über die Lebensmittelindustrie in Deutschland scheinbar noch in Ordnung: In den Bio-Läden, später in den Bio-Supermärkten wurden die guten, vertrauenswürdigen und gesunden „Über-Lebensmittel" aus nachhaltiger, biologischer Land- und Lebensmittelwirtschaft verkauft – auf der anderen Seite im Lebensmitteleinzelhandel und bei den Discountern wurden die schlechten, in den chemisch-synthetischen Labors der Industrie ersonnenen und oftmals krankmachenden Lebensmittel verkauft. Ein wenig übertrieben – aber als Stimmungsbild für den verortenden Einstieg zu einem Beitrag über die „gute-böse" Lebensmittelindustrie sicherlich hilfreich.

Was aber inzwischen passiert ist: Seit Jahren verliert die ehemals alternativ-ökologische gute Lebensmittel-Nischen-Wirtschaft zunehmend ihre Deutungs- und Gestaltungshoheit über das, was gute Lebensmittel sind, an die große böse Lebensmittelindustrie. Heute darf sich Aldi in großformatigen Anzeigen als Deutschlands größter Bio-Händler bezeichnen und Rewe lässt seine Kunden nicht nur darüber abstimmen, wie viel Zucker zukünftig in einem Schokoladen-Pudding sein sollte – sondern befolgt dann mit einer Zuckerreduktion auch das Votum seiner Kunden.

Und Unilever kauft den ayurvedischen Heilkräuter- und Teespezialisten Pukka Herbs, weil der Konzern sich nicht nur ein grünes Mäntelchen, sondern zukunftsweisende Impulse und Rezepturen davon erhofft. Weil man bei Unilever – und nicht nur da – inzwischen spürt, dass auch der Mainstream mehr als möglichst billige Teebeutelchen sucht und auch wirklich kauft! Und die Naturkosmetik, den Bio-Lebensmitteln schon immer einige Jahre voraus – weil überraschenderweise gefühlt näher am Körper als unsere Lebensmittel – erlebte vor kurzem eine Sensation: Die von Hans Hansel, einen Bio-Pionier und Heilpraktiker vor 40 Jahren in Salzhemmendorf auf der Kräuterwiese gegründete erste und lange Zeit führende Naturkosmetik-Firma Logona (heute Logocos AG) wurde für einen mehrstelligen Millionenbetrag von dem Kosmetik-Weltmarktführer L'Oreal gekauft – Goliath schluckt David?

6.4 Goliath schluckt David – oder von den Weltverbesserern lernen

Ja und nein – vernünftige (Bio-) Rezepturen für Kosmetik und auch Lebensmittel, von Enthusiasten und Weltverbesseren in 30 bis 40 Jahren zur nachhaltig-ökologischen Marktreife entwickelt und durch das staatliche Bio-Siegel in den Mainstream gebracht, wecken nicht nur immer stärker das Interesse der Kunden, sondern zunehmend auch das der Konzerne. So schnell wie die Nachfrage wächst, können selbst große konzerneigene Forschungsabteilungen keine „besseren" Produkte entwickeln – das Know-How der Alternativwirtschaft wird ihr Kapital. Vertrieb und Marketing können die anderen, die „Bösen", vermeintlich einfach besser. Es zeigt sich aber – nicht nur in gescheiterten Übernahmen von Bio-Herstellern, dass die konventionelle Lebensmittelwirtschaft auch hier von der ehemaligen Alternativ-Wirtschaft noch viel lernen kann – und auch muss.

Inzwischen suchen die werteorientierten und gut vernetzten Millennials nicht nur nach der perfekten Work-Life-Balance, sondern sie sind mit ihren Haltungen und ganzheitlich ausgerichteten Werten als treibende Kraft zumindest schon im mittleren Management der Entwicklungs- und Marketingabteilungen auch der Lebensmittelindustrie angekommen – und sorgen dort für positive Entwicklungen. Wer für sich und insbesondere für seine Kinder nach einem langen Arbeitstag nur das Beste aus dem Bio-Supermarkt kauft, wird irgendwann anfangen, diese Maßstäbe auch an seinem Arbeitsplatz, bei den von ihm betreuten Projekten und Produkten anwenden zu wollen. Wer authentisch und achtsam mit seinem eigenen Leben umgeht, der wird auch seine Kollegen und früher oder später seinen Chef damit im positiven Sinn „konfrontieren" – oder besser noch damit begeistern können.

Und dann gibt es inzwischen wirklich den nicht zuletzt durch das Internet dem Idealbild näherkommenden mündigen, aufgeklärten Bürger, der sich nach dem x-ten Lebensmittelskandal und zum Beispiel der Spiegel-Titelgeschichte (Der Spiegel 15/2018) über den krankmachenden Zucker nicht mehr willen- und widerstandslos alles auftischen lässt.

Was es zu zeigen gilt – die Entwicklungsgeschichte der modernen Lebensmittelindustrie ist mit der Erfindung von Konservierungsstoffen und hochindustrieller Lebensmittelproduktion noch lange nicht zu Ende: Inzwischen gibt es natürliche Antioxidantien, Aromen und Zusatzstoffe, die das staatlich garantierte Bio-Siegel tragen. Und nicht nur Nestlé denkt mit seinem interdisziplinär besetzten Forschungsteam beinahe selbstlos darüber nach „Wie is(s)t Deutschland 2030", sondern auch darüber, wie unser tagtägliches Essen dem von Hippokrates postulierten Glaubenssatz „Lasset Nahrung unsere Medizin sein" möglichst ohne schädliche Nebenwirkungen näher kommen kann. Und dies alles nicht nur zur Profit-Maximierung, sondern auch um wandelnden Kundenbedürfnissen entsprechen zu können und die wachsende Weltbevölkerung auch zukünftig einigermaßen gut und sicher versorgen zu können. Natürlich nicht immer ganz so konsequent und gradlinig wie in der ehemals heilen kleinen Bio-Welt – aber Goliath kann, will und muss letztendlich von David das ethische Handeln lernen! Dieser Paradigmenwechsel ist ein Prozess, auch und gerade in der Lebensmittelwirtschaft. Das Zauberwort für diesen Prozess heißt Kundenorientierung.

Seit einiger Zeit gibt es in Berlin bei der BioCompany einen Müsli-Riegel der anderen, zukunftsweisenden Art – mit Proteinen aus organisch zertifizierten Insekten. Und in der medialen Trend- und Erfindershow „Die Höhle der Löwen" stellen zwei junge Freunde den ersten Insekten-Hamburger vor, der bereits kurze Zeit später in den ersten Lebensmitteleinzelhandel-Filialen stehen wird. Von einem kleinen Start-up erdacht und noch vor Nestlé, wo man seit Jahren über vergleichbare Produkte nicht nur angesichts einer drohenden Welternährungskrise forscht, in den Markt gebracht. Auch aus diesem Grund betreiben inzwischen fast alle großen Lebensmittekonzerne sogenannte Springboards oder Inkubatoren für innovative Start-ups. Eine stärker ethisch ausgerichtete Unternehmenshaltung, bisher eher als Mission-Statement im Geschäfts- und Nachhaltigkeitsbericht wohlfeil verpackt, hat zum Beispiel mit dem Bruderhahn-Ei (männliche Küken werden nicht mehr getötet sondern ebenfalls vermarktet) und noch deutlicher mit den Share-Produkten (1:1 teilen beim Einkauf für eine bessere Welt) Einzug in die Regale des Lebensmittelhandels gefunden.

6.5 Share Foods – Ein Lehrstück für die Lebensmittelindustrie

Innerhalb kürzester Zeit ist das Share-Projekt mit einer – in werblichen Dimensionen unbezahlbaren – Häufigkeit in den offline- und online Medien „präsentiert" worden. Hinter dieser Geschichte, in der es eigentlich um das Spenden für die Bedürftigen dieser Welt gehen sollte, muss wesentlich mehr stecken. „Share Foods" trifft zur richtigen Zeit beides: Das in einer globalisierten, von Algorithmen bestimmten Welt wachsende Bedürfnis der Menschen nach persönlichem, sinnvollen und sinnstiftendem Handeln und die notwendige Suche der von Skandalen bedrängten (Lebensmittel-) Industrie nach glaubwürdigen Handlungs- und Dialogfeldern. Bei Share geht es um ethischen Konsum und verantwortlich-unternehmerisches Handeln. Mit den beiden Start-up Marktpartnern, mit Rewe und dm, ist Share nicht mehr den Umweg über die Alternativ-Wirtschaft gegangen, sondern Share Foods ist es gelungen, sich von null auf hundert mitten im konventionellen Handel zu platzieren. Mit ihrem sozialen Unternehmertum liefert Share ein Lehrbeispiel für die weitere Entwicklung der Lebensmittelindustrie, die ersten drei Share-Produkte – Wasser, Müsli-Riegel und Seife – thematisieren für jeden erkennbar die Grundbedürfnisse des Menschen, nämlich ausreichend Wasser, Nahrung und Hygiene. Für ein solches, inzwischen sehr erfolgreiches Leuchtturm-Projekt ist es heute selbstverständlich, dass die Share-Produkte in Premium- oder Bio-Qualität angeboten werden. Aktuell geht Share noch einen Schritt weiter und liefert das Wasser in zu 100 % recycelten Plastikflaschen aus. Die deutsche Lebensmittelindustrie, hier die Firma Vittel des Branchen-Primus Nestlé, wird solche Flaschen nicht vor 2025 in den Handel bringen „können".

Share hilft den Konsumenten beim alltäglichen Einkaufen also nicht nur – oftmals fast unbemerkt – beim Teilen mit den Bedürftigen dieser Welt, sondern teilt der Lebensmittelindustrie gleichzeitig mit, wie sie besser zum Wohle der Menschen hier und in der Dritten Welt handeln kann. Der Marketing-Geschäftsführer der dm Drogerie-Märkte, Christoph Werner, ist aktiver Unterstützer von „Share Foods" und stellt die Idee und den Erfolg von Share in den für die Fragestellung „Gute-böse Lebensmittelindustrie" richtigen Zusammenhang: „Gerade den Millennials ist es wichtig, was sie mit ihrer Kaufentscheidung auslösen".

6.6 Die Lebensmittelindustrie greift nach den Start-ups

Ein weltweit agierender Lebensmittelkonzern schreibt dazu unter der Überschrift *„Kraft Heinz to start a new platform for natural food brands"* sinngemäß übersetzt folgendes: „Kraft Heinz plant eine Plattform für die Pflege und den Aufbau von Lebensmittelmarken innerhalb des Bio-, Natur- und Super-Premium-Sektor… Das neue Geschäft ‚Springboard Brands' soll die nächste Generation von Lebensmitteln formen. Das neue Sprungbrett namens Springboard soll Gründern Möglichkeiten bieten, um zukunfts- und kundenorientierte Marken in verschiedenen Säulen zu entwickeln: natürliche, organische Produkte, Gesundheit und Leistung fördernde Produkte, Spezialitäten und Handwerks- und Erlebnismarken". Damit sind die treibenden Kräfte für die Zukunft der Lebensmittelindustrie treffend beschrieben.

Aber auch europäische Lebensmittelhersteller wie Spar in Österreich haben das Potenzial der Bio-Hersteller und Start-up Szene erkannt: Mit „Young & Urban by SPAR" greift man den jungen, urbanen, unkomplizierten Lebensstil der nächsten Kundengeneration frühzeitig auf. Im Rahmen von „Young & Urban by SPAR" werden kreative Jungunternehmer und Produktinnovationen gefördert. „SPAR erweitert dadurch mit innovativen Produkten aus der Start-up-Szene das Sortiment. Kundinnen und Kunden bekommen so frühzeitig Zugang zu den topaktuellsten Artikeln aus dem Food- sowie Non-Food-Bereich. Erste Produkte wie zum Beispiel der Trenddrink von **Inspiriti** oder der revolutionäre **NEOH**-Cross-Bar befinden sich bereits in den Regalen von Spar, Eurospar und Interspar."

Wo sind da noch die Unterschiede zur Idee und Konzeption des Next Organic Startup Awards – doch eigentlich nur noch, dass die Bio-Branche den Start-ups leider keine finanzielle Unterstützung, sondern nur eine Auszeichnung und Probelistungen im Bio-Fachhandel übergeben kann. Next Organic fördert ökosoziale Innovationen und wird unterstützt von der GLS Bank, der ersten sozial-ökologischen Bank, der Heinrich-Böll-Stiftung, der grünen politischen Stiftung mit den Schwerpunkten Ökologie, Demokratie, Geschlechtergerechtigkeit und Menschenrechte. Und als Industrie-Partner sind dabei: dennree GmbH, der führende Bio-Großhändler für Bio-Lebensmittel und Naturkosmetik im deutschsprachigen Raum und die Allos Hofmanufaktur, eine der Bio-Pioniermarken der ersten Stunde. Ausgezeichnet werden die besten Startups in den Kategorien Landwirtschaft, Social Business, Manufaktur, Hersteller, Zero Waste und Dienstleistungen.

Bei der Fachzeitschrift „Lebensmittel Praxis" liest sich der Food Start-up 2018 so: „Die Jury bestand bei dieser Auszeichnung, welche die Lebensmittel Praxis zum zweiten Mal in Kooperation mit der Gründermesse „StartupCon" verliehen hat, aus: Dirk Goerzen, Edeka-Kaufmann aus Koblenz, Guido Hörle, Rewe-Kaufmann aus Vallendar, Stefan Weiß, Vertriebsleiter National bei der Rewe Group, Fabio Ziemßen, Head of Business Innovation Food & Food Tech bei der Metro, sowie dem LP-Chefredakteur Reiner Mihr und seinem Kollegen aus der Redaktion, Tobias Dünnebacke." Die Zeitschrift verleiht den Preis in den drei Kategorien Food, Drinks sowie Food-Service/Financial. Die diesjährigen Gewinner Nomoo mit ihrem veganen Eis oder Philosoffee mit ihrem Cold Brew Coffee hätten – mit Bio-Rohstoffen – sicherlich auch als Gewinner auf dem Next Organic Startup Podium stehen können.

6.7 Die Millennials – Fluch und Segen für die Lebensmittelindustrie

Roland Berger Consultants stellt in der aktuellen Studie „Trends und Umbrüche im deutschen Lebensmittel-Einzelhandel" fest: „Millennials stellen den Supermarkt auf den Kopf – eine Generation agiert als Impulsgeber für Trends & Umbrüche im deutschen LEH".

Schauen wir diese Entwicklung und Veränderung anhand der Zielgruppen genauer an: Mit den sogenannten Postmateriellen stand zum ersten Mal nach dem Wiederaufbau und dem Wirtschaftswunder der alten BRD ein gesellschaftliches Leitmilieu bereit, das den ungebremsten Konsum für Mensch und Natur geißelte. Zuerst von den Vordenkern des Club of Rome gestärkt und später von den Grünen in die breitere Öffentlichkeit und ins

Parlament getragen. Plötzlich galt Verzicht als erstrebenswert – und wir mussten lernen, dass wir die Welt nicht von unseren Eltern geerbt, sondern von unseren Kindern geliehen haben.

Wurde die erste Generation der postmateriellen Weltverbesserer noch verteufelt und als linksradikale Spinner und Apologeten des Sozialismus beschimpft – und anfänglich von der Gesellschaft und der Industrie sogar ausgegrenzt, so stellt sich heute mit Blick auf die Lebensmittelindustrie ein völlig anderes Bild dar. Die heute kaufkräftigen Millennials – als die zwischen 1980 und 2000 Geborenen – sind für die Lebensmittelindustrie zwar immer noch ein herausfordernder Fluch, aber inzwischen auch ein richtungsweisender Segen.

Im angelsächsischen Raum wird diese Generation auch Generation Y genannt – das englische Why spielt mit der Haltung dieser Generation, alles zu hinterfragen, natürlich auch die Herstellungs- und Zubereitungsmethoden der Lebensmittelindustrie. Oftmals konnte die Industrie in den letzten Jahren gar nicht schnell genug reagieren, immer neue unschöne und wenig gesundheitsförderliche Details der industriellen Lebensmittelerzeugung kamen – auch dank der neuen „sozialen" Medien – an die Öffentlichkeit und prangerten die Lebensmittel-Konzerne an. Erst langsam haben die Lebensmittel-Konzerne und der Handel dann verstanden, dass diese fordernde Generation Y auch ein Segen ist – dass man sie als Trendsetter und Indikator für neue Produktkategorien und Wettbewerbsvorteile lieber mit offenen Armen und lukrativen Angeboten willkommen heißen sollte. Oder wie in letzter Zeit zunehmend häufiger, dass man nicht mehr nur entsprechende Produkte selber entwickelt, sondern gleich das ganze alternative Wirtschaftsunternehmen kauft. Fair gehandelte Produkte, Produkte, die nicht der EU-Norm entsprechen, vegane und massenhaft Bio-Produkte befinden sich inzwischen in den Regalen von Lebensmittel-Einzelhandel, Discountern und Drogerie-Märkten. Aber noch eine weitere Facette zeichnet die Generation der Millennials aus – sie versuchen, individuelle Vorteile und den persönlichen oder mit Freunden und der Familie geteilten Genuss mit sozialer Verantwortung zu verbinden. Mit Blick auf die Lebensmittelindustrie bedeutet dies zum Beispiel, dass Produkte aus kleinen handwerklichen Manufakturen oder die fair gehandelte Schokolade von Rapunzel (www.rapunzel.de/hand-in-hand-fairhandelsprogramm.html) hoch im Kurs stehen, dass Fleisch aus Massentierhaltung zumindest in den Regalen auf Augenhöhe für das Bio-Fleisch aus der Region Platz machen muss. Der neue Kunde möchte seine Lieferanten am liebsten persönlich kennen. Und besucht diese am Wochenende gern in ihren Hofläden; Einkaufen auf dem Bauernhof ist inzwischen des Städters liebste

Wochenendbeschäftigung, gern als Familienausflug. Begleitende Inspiration war über viele Jahre dafür das auflagenstarke Magazin Landlust oder eine der vielen den Zeitschriftenmarkt überflutenden Landlust-Kopien.

Wenn Forderungen und Sehnsüchte der Millennials für die Lebensmittelindustrie und den Handel Fluch und Segen zugleich sind – dann haben REWE & Co inzwischen auch die segensreichen Facetten erkannt. In ihren Filialen wird man inzwischen gleich am Eingang von einem regionalen Bauernmarkt empfangen – und bekommt die Bauern aus der Nachbarschaft beinahe schon persönlich vorgestellt.

Zurück zur für die Lebensmittelindustrie bedeutsamen Charakterisierung der Millennials: Für sie sind Freunde und Familie überproportional die wichtigsten Berater für eine Kaufentscheidung, für diese Gruppe sind online Medien und Social Media die erste und wichtigste Informationsquelle, sie nutzen doppelt so häufig wie ältere Kunden Apps zum Einkaufen. Besonderes Interesse wecken hier funktionale Lebensmittel („free from" oder mit einem speziellen Zusatznutzen ausgestattet) und aufgrund mangelnder Zeit und vielfältiger sozialer Aktivitäten Convenience Produkte und der Außer-Haus-Verzehr.

6.8 Ist eine ökologische Agrarwende ohne die Lebensmittelwirtschaft realisierbar?

Auch die Bio-Branche durchzieht inzwischen ein Graben: Versteht sie sich als Träger und Motor der erstmals von der grünen Verbraucherschutzministerin Renate Künast postulierten Agrarwende, dann muss sie wohl oder übel eingestehen, dass man mit 2500 Bio-Fachgeschäften langfristig keine bundesweite Agrarwende hin zu einem relevanten, die Erde und Umwelt schützenden und heilenden Ökolandbau unterstützen kann. Dass also die Agrarwende nur gelingen kann, wenn Bio-Produkte massenhaft und in mehr als 50.000 Geschäften für jeden – auch finanziell – erreichbar sind. Die großen Bio-Anbauverbände – allein von ihrer Aufgabenstellung näher an den Landwirten als der konsumentenorientierte Fachhandel – sprechen bereits mehr oder weniger offen über dieses Dilemma: Nachdem der Bio-Fachhandel die Bio-Branche in den Mainstream gebracht hat, sollen nun andere, die ehemals oder immer noch böse Lebensmittelindustrie, deren Geschäft übernehmen. Das wirft nicht nur bei kritischen Konsumenten Fragen auf – kann und darf man der Lebensmittelindustrie überhaupt trauen? Wird sie nicht, wenn der strategische Nutzen von Bio-Produkten erst mal abgeschöpft ist, auch diese Produkte mit der Qualität und Glaubwürdigkeit auszehrenden Preisspirale notgedrungen den Gesetzten der kapitalgetriebenen, wettbewerbsorientierten Marktwirtschaft unterwerfen müssen?

Real, eine Metro-Tochter mit mehr als 260 großen Verbrauchermärkten, präsentiert auf seinem Nachhaltigkeitstag den bisher als konsequenteste Anbauorganisation von der Bio-Branche geschätzten Demeterbund als neuen Partner und spricht davon, schon 2019 30 % des Umsatzes mit nachhaltigen Produkten zu machen. In einer Pressemitteilung titelt Real: „Bereits über 200 Demeter-Produkte im Sortiment. Erster deutscher Händler mit Produkten aus Permakultur" und Vorstandsvorsitzenden Patrick Müller-Sarmiento führt weiter aus: „Ein nachhaltiger Lebensstil ist nicht mehr nur ein Trend, sondern eine gesamtgesellschaftliche Entwicklung. Kunden interessieren sich mehr und mehr dafür, woher das Produkt kommt und wie es hergestellt wurde. Diese Entwicklung hat Real mit zu verantworten, ... unser Anspruch als bester Wochenmarkt Deutschlands muss es sein, unseren Kunden ein vielfältiges Sortiment an nachhaltigen Artikeln zu fairen Preisen anzubieten… In unserer CSR-Einkaufsleitlinie haben wir uns das Ziel gesetzt, 30 % des Umsatzes bis 2019 mit nachhaltigen Produkten zu erwirtschaften. Das ist nur der Anfang. Ziel muss es mittelfristig sein, das gesamte Sortiment auf nachhaltige Artikel umzustellen".

Penny, Discounter der REWE Gruppe, hat bereits seit 2016 erfolgreich ein Herz für krumme Möhren: „Penny will künftig in seinem Bio-Sortiment der Eigenmarke Naturgut auch Obst und Gemüse verkaufen, das bislang wegen Farb- oder Formfehlern nicht den Weg in die Regale schaffte". Krumme Möhren und Gurken, Zitronen mit grünen Flecken: Das waren lange Produkte, um die der deutsche Handel einen Bogen machte. Doch das scheint sich jetzt zu ändern. „Bio-Landwirte sollen auch äußerlich nicht perfekte Erzeugnisse in den Handel bringen können, statt sie unter ihrem Wert in die industrielle Weiterverarbeitung geben zu müssen", begründet Penny-Chef Jan Kunath den Vorstoß.

6.9 Auf dem Weg zur guten Lebensmittelindustrie

Die Reihe der ersten Schritte der ehemals bösen Lebensmittelindustrie in eine richtige, gute Richtung ließe sich inzwischen mit zahllosen Beispielen aus dem In- und Ausland fortsetzen. Aber schon die wenigen Beispiele machen eines deutlich: Ein „weiter so" kann und wird es für die Lebensmittelindustrie nicht mehr geben – und das scheint sie überwiegend auch erkannt zu haben. So wie zu Zeiten der außerparlamentarischen Studentenbewegung die alte, hierarchische Ordinarien-Universität nicht mehr in der Lage war, den wachsenden Bedarf an qualifizierten und intrinsisch motivierten Fachkräften zu liefern, also dysfunktional wurde, so steht heute die böse Lebensmittelindustrie vor ihrer „Aufhebung".

Aber sie hat die Chance, diesen Prozess hin zur guten Lebensmittelindustrie selber mitzugestalten oder gar Vorreiter zu werden. Wenn sie die inhaltlichen Impulse der nachhaltig-ökologischen Bio-Bewegung und die sozial-individualistischen Impulse und Bedürfnisse der Millennials aufgreift, dann kommen Ethik und Kundenorientierung als Garanten für das Gute zusammen – und eine gute Lebensmittelindustrie kann dann sogar an vielen Stellen helfen, Defizite aus Politik, Gesellschaft und diskreditierten Industrien wie der Auto- und Chemie-Industrie auszugleichen.

Die Lebensmittelindustrie steht im neuen Jahrhundert an der Schwelle zu ihrer eigentlichen Bestimmung: Nachdem sie geholfen hat, den Hunger in der ersten Welt weitgehend zu besiegen, kann sie nun den Satz von Hippokrates „Erachte Deine Gesundheit nicht als eine Frage der richtigen Operation oder passenden Arzneimittel, sondern beginne mit deiner eigenen Verantwortlichkeit für deine eigene Gesundheitsnahrung" effektiv und glaubwürdig mit ihren (neuen) Produkten unterstützen. Denn es ist schon lange kein Geheimnis mehr, dass ein Großteil unserer sogenannten Zivilisationskrankheiten wie Arteriosklerose, Diabetes mellitus, Krebs und Herzinfarkte ernährungsbedingt mit verursacht sind.

Gern überlasse ich zuversichtlich, vertrauend auf die nachhaltigen, fortwährenden Impulse der Bio-Branche und das fordernde, soziale Lebensgefühl der Millennials, der Nestlé AG als dem markantesten Vertreter der immer wieder angeprangerten Lebensmittelindustrie das Schlusswort über den Weg hin zur guten Lebensmittelindustrie: „Werte die der Wandel schafft. Der Wandel einer Gesellschaft spiegelt sich in ihrer Ernährungskultur wider. Verbraucher entwickeln neue Bedürfnisse – und suchen Orientierung in einer komplexen Welt. Eine Chance für Unternehmen: Menschen richten ihr Handeln stärker an Werten aus und suchen nach Marken, die ihren Vorstellungen gerecht werden". Und Thomas Ellrot, Ernährungspsychologe an der Universität Göttingen, ergänzt in der gleichen Nestlé-Publikation: „Der eigene Ernährungsstil eröffnet eine Möglichkeit, wieder Ordnung ins Leben zu bringen." Auch wenn die Gründungsväter der Bio-Branche ihren Impuls mit einer klaren sozial-politischen Stoßrichtung verstanden haben – so scheint diese beliebige, dafür aber wohl umso besser vermarktbare Formulierung des Nestlé Konzerns der Preis für den Einzug besserer Produkte in den Lebensmittel-Einzelhandel zu sein. Also müssen die Bio-Hersteller und neuen Millennial-Kunden *dranbleiben* und ihre Einkaufsmacht und die sozialen Medien nutzen, um die Lebensmittelindustrie auf einem guten Weg weiter zu fördern und zu fordern. Zumindest sitzen sie auf dem Coverbild des Nestle Jubiläums-Magazins „Good" Gesundheit, Regionalität, Gemeinschaft und Ressourcenschonung schon mal mit am Tisch (www.nestle.de/medien/news/good-zukunftsmagazin-2016).

6.10 Ein notweniger Nachtrag zu Beginn des Jahres 2019

Eine sich schon in der zweiten Hälfte des Jahres 2018 abzeichnende Entwicklung hat zu Beginn des Jahres 2019 die gesamte Lebensmittelwirtschaft – zumindest in unserem thematischen Zusammenhang – „auf den Kopf gestellt". Beinahe zeitgleich haben die beiden großen nationalen Anbauverbände Bioland und Demeter in Pressemeldungen verkündet, fortan Kaufland (Demeter) und Lidl (Bioland) mit sogenannter Bio-Verbandsware zu beliefern. Bisher bediente sich der Lebensmittel-Einzelhandel aus nach Mindest-Standards EU-bio-zertifizierten Produkten, die anerkannt höherwertige Verbandsware von Bioland und Demeter war bis auf wenige Ausnahmen dem Bio-Fachhandel vorbehalten. Die Partner aus mehr als 30 Jahren gemeinsamen Aufbaus der Bio-Branche standen sich plötzlich als Gegner gegenüber: Der Fachhandel sieht sich durch Bio-Tiefstpreise auch auf Verbandsware in seinem Qualitätsvorsprung und seiner Existenz bedroht – und will entgegen der Beteuerungen von Bioland und Demeter nicht glauben, dass der Lebensmittel-Einzelhandel ein verlässlicher Partner auf dem Weg zu einer breite Bevölkerungsschichten erreichenden Agrarwende sein kann. Nach wie vor ist die Bio-Branche über diesen Schritt gespalten – während Demeter und Bioland eine Ausweitung und deutlich mehr Absatzkanäle für ihre (damit auch neu zu gewinnenden) Vertragsbauern und das Ziel „Bio für alle" zum Greifen nahe sehen, befürchten viele Fach-Händler und insbesondere auch kleine Vertrags-Landwirte den Ausverkauf ihrer Werte und Ziele, ja sogar ihrer Existenz. Auf Fachhandelsseite glaubt fast niemand, dass Lidl & Co wirklich ernsthaft an den besseren Bio-Produkten von Demeter und Bioland interessiert sind – vielmehr unterstellt man dem Lebensmittel-Einzelhandel mit seiner großen, stark beworbenen Bio-Initiative, dass man dort nur an den vermögenden Kunden des Fachhandels und an einer generellen Anhebung des Preisniveaus im Lebensmittelhandel interessiert sei.

Dieser noch nicht gelöste Konflikt wurde in all seinen Facetten anschaulich auf dem 7. Marktgespräch des *Instituts für den Fachhandel* diskutiert, dort haben sich die Vorstände von Demeter und Bioland den Einzelhändlern und Hersteller des Bio-Fachhandels „gestellt". Um die konträren Positionen und Befürchtungen, aber auch die erwarteten Potenziale dieser „Marktöffnung" nachzuvollziehen, sei an dieser Stelle das diese Diskussion dokumentierende Video unter https://www.youtube.com/watch?v=NoACljZwes0 empfohlen.

Während zum Ende des letzten Jahres eine abschließende Aussage zur weiteren Aufgabe des Fachhandels als „kritischer Beobachter und qualitätstreibender Motor" der Lebensmittel-Wirtschaft ein beinahe versöhnliches Schlusswort für diesen Beitrag ermöglichte, muss der Fachhandel nur wenige Wochen später seine Rolle im Markt und im Handel mit Bio-Produkten neu überdenken, und eine neue eigenständige Positionierung – auch und wieder mit Blick auf den konkurrierenden Lebensmittelhandel – finden. Und dabei wird es wahrscheinlich nicht ausreichen, dem Lebensmittel-Einzelhandel jetzt pauschal vorzuwerfen, dass schlussendlich nur 5 % seines Sortiments aus Bio-Produkten besteht. Sonst läuft der Fachhandel Gefahr, sich an seinem eigenen Credo messen lassen zu müssen: „Der Weg ist das Ziel" – dies wird dann auch der Lebensmittel-Einzelhandel für sich postulieren dürfen!

Literatur

Discounter Penny – zitiert nach Handelsblatt vom 18.04.2016 auf https://www.handelsblatt.com ‚Unternehmen' Handel + Konsumgüter

Millennials im Supermarkt – Trends und Umbrüche im deutschen Lebensmittel-Einzelhandel, Studie von Roland Berger, 10.09.2018 https://www.rolandberger.com/de/Media/Lebensmitteleinzelhandel-Millennials-sind-lohnende-Zielgruppe-verlangen-aber-i.html

Nestle Deutschland AG, GOOD Magazin für Zukunftsfragen 2016; die Abbildung zeigt einen Ausschnitt aus dem Cover dieses Magazin https://www.nestle.de/unternehmen/publikationen/zukunftsmagazin-good

Pressemeldung und Content auf https://www.springboardbrands.com

Pressemeldung und Content auf https://www.spar.at ‚Themenwelten' Young & Urban

Pressemeldung und Content auf https://nextorganic.de/startup-award/ und pressemitteilung-gewinner-des-next-organic-startup-awards-2018

Pressemeldung und Content auf https://lebensmittelpraxis.de/industrie-aktuell/22329-food-start-up-2018

Real Unternehmenskommunikation, Pressemeldung vom 04.07.2018 https://www.real.de/presse/pressemitteilungen/

Spiegel online/Spiegel+, Neue „Firma" Share von Marcel Rosenbach, Simone Salden vom 14.09.2018 Spiegel Ausgabe im Text erwähnt, online-nachrichten des Spiegel unter https://spiegel.de

Jürgen Michalzik Der Autor Jürgen Michalzik, Geschäftsführer der Unternehmensberatung JAMconsult, ist Wirtschafts- und Sozialwissenschaftler, nach mehr als 15 Jahren als geschäftsführender Medien- und Werbe-Manager hat er als Kommunikations- und Unternehmensberater die Selbständigkeit gewählt. Seine inhaltlichen Arbeitsgebiete liegen im umweltverträglichen Tourismus, bei den regenerativen Energien und als Schwerpunkt in der nachhaltigen Lebensmittelwirtschaft; methodisch setzt er dabei neben der journalistischen Marken-Kommunikation auf das von ihm geprägte authentische Dialog-Marketing. Bei dem die rot-grüne Agrarwende begleitenden „Bundesprogramm ökologischer Landbau" war er für die online-basierte Verbraucherkommunikation verantwortlich; für die Bio-Branche entwickelt und betreut er unterschiedliche Kunden- und Markenstudien; zusammen mit dem Fachmagazin „BioHandel" betreibt er das „Institut für den Fachhandel". In der wenigen verbleibenden Zeit kümmert er sich um seine bio-zertifizierten Weinberge in Spanien, wo er auf La Palma neben Frankfurt seinen zweiten Wohnsitz hat.

7

Wer hat Angst vor der Lebensmittelindustrie?

Veronica Veneziano

Als ich angefangen habe, diesen Text zu schreiben, habe ich mich auf die Suche nach einem bestimmten historischen Wendepunkt gemacht: Wann wurde die Lebensmittelindustrie böse?

Den genauen Grund oder exakten Moment zu suchen, warum ein solches Ereignis stattfand bzw. wann genau etwas Wichtiges erfunden wurde, erfordert eine interdisziplinäre Flexibilität. Oft, sehr oft, gibt es allerdings nicht *einen* Grund oder *einen* Moment, wann und warum etwas passiert. Es sind zahlreiche Komponenten, historische Ereignisse und menschliche Faktoren, der Zufall, Genie und Zeitgeist, die bewusst oder willkürlich kombiniert werden. All diese Elemente spielen zusammen oder gegeneinander, um der Menschheit einen Schritt nach vorne (oder nach hinten) zu ermöglichen.

Also, wie konnte die Verkörperung der Moderne und der zukunftsweisenden Innovationen, die Millionen von Menschen ein besseres, längeres, gesünderes Leben ermöglicht hatte, innerhalb von knapp einem halben Jahrhundert für viele zum gesellschaftlichen Monster werden?

Die Idee einer guten versus eine böse Lebensmittelindustrie polarisiert. Viele empfinden sich als passive Opfer und sehen die Lebensmittelindustrie als ein (vereinfacht gedacht) bösartiges Wesen, das ihre Konsumgewohnheiten und Ernährung definiert und manipuliert. Andere nehmen sie als unverzichtbare und einzige praktikable Möglichkeit der modernen Versorgung wahr.

V. Veneziano (✉)
Berlin, Deutschland

Meine Recherche fing also mit einem kurzen historischen Hintergrund an und wurde durch eine kleine Reihe an Interviews und einer Facebook-Umfrage ergänzt. Was sind *gute* Lebensmittel? Sind sie diejenigen, die uns gesund halten, schmecken, und im Einklang mit der Natur produziert werden? Haben wir genug Ressourcen, um alle Menschen dieser Erde nachhaltig satt zu ernähren? Mit diesen komplexen Fragen habe ich mich auf die Suche nach potenziellen Antworten gemacht.

7.1 Perfektion und Realität

Falls es jemand noch nicht wusste: Es stimmt. Die industriellen Lebensmittel haben uns tatsächlich von Hunger, Durst und verschiedenen Krankheiten befreit. Bei Historikern und Ernährungsanthropologen ist meistens die Rede von permanenten oder immer wiederkehrenden Phasen von Hungersnöten in der Geschichte der Menschheit. Als die industrielle Revolution den europäischen Kontinent erreichte, und die ersten technologischen Fortschritte in die Lebensmittelproduktion eingeführt wurden, war endlich mit dem jahrhundertelangen Hunger Schluss. Seit Ende des 19. Jahrhunderts konnten nicht nur die Reichen und das Bürgertum jeden Tag satt werden, sondern auch die schnell wachsenden urbanen Arbeiterklassen. Diejenigen, die auf dem Land geblieben waren, produzierten seit einigen Jahren nicht mehr ausschließlich für den Landbesitzer, sondern auch für die Industrien der Großstädte, deren Wochenmärkte und Großkantinen. In den spartanischen Kantinen, mit einfachen Holzbänken und Tischen für die Fabrikarbeiterinnen und -Arbeiter, und in den Pausenräumen für die Angestellten, ausgestattet mit Tischdecken und bequemeren Stühlen, ernährte sich während der kurzen Mittagspause die neue urbane Gemeinschaft, fern ihres Familienhauses und ihrer familiären Esskultur. Aus dieser Zeit kommt auch das revolutionäre Konzept des Supermarkts.

Die florierende Lebensmittelindustrie in Zusammenhang mit den technologischen Fortschritten in der Landwirtschaft, der Transport- und Konservierungsindustrie des vorletzten Jahrhunderts, verbesserten den Alltag und peu à peu auch die sozialen Umstände ganzer Regionen und Generationen. Lebensmittelquantität und -sicherheit wurden breiten Bevölkerungsmassen gewährleistet und ihre Standards immer wieder verbessert. Nur die Wirtschaftskrise Ende der 1920er Jahre und die Weltkriege konnten die moderne Ära der Lebensmittelproduktion bedingt bremsen.[1]

---

[1]Hirschfelder (2001, S. 206).

Die von mir über den Sommer 2018 geführte kleine Facebook-Umfrage hatte keinen wissenschaftlichen Anspruch. Es war mir dabei nur wichtig, das Bauchgefühl einer homogenen Gruppe skizzieren zu können. Auf die Frage welche die erste Assoziation mit dem Begriff „Lebensmittelindustrie" sei, gab es zwei mögliche Antworten, Qualität oder Quantität. Von den 30 Beteiligten antwortete 94 % der Teilnehmende die Frage mit „Quantität". Nur 6 % der Teilnehmende gab als Antwort „Qualität" ein. Als zusätzliche freie Antworten wurden „Zusatzstoffe" und „Standardisierung" formuliert.

Davon auszugehen, dass die Lebensmittelindustrie pauschal böse sei, wäre aber riskant. In einer Traumwelt gäbe es ausschließlich eine Industrie, die darauf achtet, dass die Lebensmittel nachhaltig produziert und distribuiert werden, ihre Mitarbeiterinnen und Mitarbeiter genug für ein glückliches Leben mit ihren Familien verdienen, und die natürlichen Ressourcen weder verschwendet noch ausgeschöpft oder patentiert werden. Eine Industrie, die den Großteil ihres Verdienstes in Projekte sozialer Gerechtigkeit, Bewahrung der lokalen Agrobiodiversität und weiteren noblen Zielen investiert. Die reale Welt sieht aber viel komplexer aus, und Perfektion gehört (zum Glück) nicht zu dieser Welt.

Ein Fehler, den Konsumentinnen und Konsumenten oft machen, ist die Lebensmittelindustrie in Gänze zu kritisieren, anstatt sich auf einige Aspekte wie z. B. die Lieferketten oder die Preispolitik gezielt zu fokussieren. Ohne die heutige industrielle Infrastruktur würde eine Stadt wie Berlin, München oder Hamburg innerhalb von drei Tagen gravierende Lebensmittelengpässe erleben.[2] Und nicht weil die Lebensmittelindustrie nicht gut genug organisiert ist, sondern weil es nicht genug regionale Versorgungsinfrastrukturen gibt, die die Bedürfnisse einer Stadt decken können. Solche Strukturen existieren nicht bzw. nicht mehr aus unterschiedlichen Gründen: Die Industrie gibt oft als Grund dafür die Ineffizienz der alten Micro-Strukturen an, die Kritiker dagegen die skrupellose kapitalistische Macht der Industrie, die die lokalen Märkte zerstört hat.

Eins ist aber klar: für die meisten ist es zur Selbstverständlichkeit geworden, privilegiert zu sein. Es wurde früher mehr lokal produziert und vermarktet, saisonbedingt gegessen, selbst eingeweckt, weniger verschwendet. All das, was für meine Generation und teilweise für die Generation meiner Eltern gewöhnlich ist oder geworden ist, war am Anfang des letzten Jahrhunderts ein Luxus für wenige: Brot und Milchprodukte, Obst und Gemüse, Kartoffeln, Fleisch und Fisch, hygienisch verpackte und langhaltbare Ware, günstige Fertigprodukte in unbeschränkten Mengen das ganze Jahr durch.

---

[2]Bommert (2014).

Die Bilder und Artikel, die eine Lebensmittelindustrie zeigen, die Produkte mit überflüssigem Zucker und Fett produziert, Wasserquellen für wenig Geld ausnutzt, Pflanzenarten in Monokulturen anbaut, Tiere und Menschen als Sklaven behandelt, erschrecken uns alle sehr aber, wahrscheinlich nicht genug, um konkrete Änderungen in unserem Lebensstil konsequent einzuführen.

7.2 Distanz und Nähe

Als zweiter Schritt meiner kleinen Recherche habe ich zwei Interviews geführt, um die Meinungen von Menschen unterschiedlicher Auffassung gegenüber der Lebensmittelindustrie besser zu verstehen, um zu untersuchen, inwiefern Ernährungs- und Konsumgewohnheiten verglichen werden können, und ob es eine Affinität zwischen den Parteien geben könnte. Der Vergleich der Antworten von den „Kontrahentinnen" hat sich als sehr interessant herauskristallisiert.

Auf der einen Seite steht eine junge Frau, die für die Lebensmittelindustrie gearbeitet, einen agrarwissenschaftlichen Hintergrund und sich für genetisch modifizierte Organismen (GMO) ausgesprochen hat (Angefragte A). Auf der anderen Seite habe ich eine weitere Frau interviewt, die sich privat und beruflich gegen die Lebensmittelindustrie und industrielle Tierhaltung einsetzt, sich grundsätzlich vegetarisch ernährt und gegen Gentechnik positioniert (Angefragte B). Die Angefragten sind zwischen 35 und 40, sind Mütter und haben einen Universitätsabschluss. Angefragte A kauft im Supermarkt ein, nur für Fleisch geht sie direkt zur Quelle oder achtet auf Qualitätssiegel, die zum Tierwohl eine eindeutige Erklärung geben. Bei ihr zuhause wird teilweise frisch gekocht, oft sind aber auch Fertigprodukte und -gerichte aus dem Supermarkt oder dem Feinkostladen auf dem Tisch. Angefragte B beteiligt sich an einer solidarischen Landwirtschaft, kauft aber auch im Bioladen oder auf dem Wochenmarkt ein.

Auf die Fragen „Was ist Ihre erste Assoziation mit dem Wort *Lebensmittelindustrie?*" und „An welche Marke/welchen Konzern denken Sie, wenn Sie an die Lebensmittelindustrie denken? „wurde von Angefragte A „Nestlé" kommentarlos angegeben, während Angefragte B antwortet „das Lebensmittel wird zum Fabrikat – das Lebendige wird verdinglicht" und „Monsanto".

Bei der weiteren Frage „Welche Vorteile hat die Lebensmittelindustrie allgemein vorangebracht? Welche Nachteile?" wurden fast die gleichen Punkte angegeben: Systematisierung von Produktionsmethoden, Lebensmittelsicherheit und die HACCP-Methode, Verbesserung der Gesundheitsstandards,

Konservierung und Haltbarkeit der Produkte. Während aber Angefragte A als Vorteile den Einwand der wissenschaftlichen Innovationen in der Ernährungsproduktion und die Standardisierung der Produktion angab, stellte dies für Angefragte B ein Nachteil dar. Beide Angefragten listeten außerdem den Verlust an Lebensmittelvielfalt sowie die Zerstörung regionaler Märkte in den Nachteilen auf.

Die Frage „Welche industriellen Lebensmittel finden Sie nutzlos?" ergab ein sehr interessantes Ergebnis: Angefragte B gab ein, dass Fertiggerichte oder Süßigkeiten, die größtenteils aus künstlichen und ungesunden Zutaten bestehen und viel Verpackungsmaterial benötigen, sinnlos seien. Angefragte A gab als Antwort Fertigprodukte an. Obwohl die erste Antwort hauptsächlich auf Fett und Zucker hinweist, scheinen mir die zwei Kontrahentinnen eine gemeinsame Basis gefunden zu haben: Produkte, die zu stark künstlich verarbeitet und zu viel Verpackungsmaterialien benötigen, sollten nicht unbedingt in den Einkaufswagen.

Auf die Provokation „Welche industrielle Lebensmittel finden Sie ekelhaft?" wurde von beiden Seiten auf Fleisch und Süßgetränke hingewiesen, auch wenn Angefragte A direkt auf Wurstwaren und Energy Drinks und Angefragte B auf tierische Inhaltsstoffen in Säften deutet. Hier ist eine gemeinsame Sensibilität zum Thema tierische Produkte auf beiden Seiten zu sehen.

Die wirklichen Unterschiede zwischen den Angefragten entpuppten sich erst bei der Frage „Was könnte die Lebensmittelindustrie unternehmen, um sein Image zu verbessern?". Angefragte A antwortete mit der Verminderung der Verpackung und wies insbesondere darauf hin, dass die größte Verantwortung in den privaten Haushalten und Konsumgewohnheiten liegt. Angefragte B im Gegensatz sprach sich für eine ernsthafte Bemühung seitens der Lebensmittelindustrie aus, wies auf eine fairere und nachhaltigere Lebensmittelkette und auf mehr regionale Produkte in den Supermärkten hin.

Mit der letzten Frage „Warum wird heute die Lebensmittelindustrie oft stark kritisiert?" ergab sich ein Zwiespalt. Angefragte A betonte, dass viele Konsumentinnen und Konsumenten die Lebensmittelindustrie als festen Bestandteil der Globalisierung betrachten, und ihr die Schuld für Probleme geben, wofür eigentlich in erster Linie die Globalisierung selbst verantwortlich ist: Probleme wie Einschränkung der Marktfreiheit und der Freiheit von Lebensmittelproduzentinnen und -produzenten, Minderung der Qualität landwirtschaftlicher Produkte, Lebensmittel- und Geschmacksvereinheitlichung. Des Weiteren, so sagte Angefragte A, sollte man in der Lage sein, differenzieren zu können, und gut funktionierende kleine und mittelständige

Unternehmen, die respektvoll produzieren, unterstützen und nicht boykottieren. Denn sie stellen die Basis der Wirtschaft dar und schließlich sei es weder möglich noch notwendig, sich ausschließlich von frischen, biologisch angebauten und nachhaltig produzierten Lebensmitteln zu ernähren.

In der Antwort von Angefragter B zur selben Frage wurde die Verantwortung der Lebensmittelindustrie und ihre Dominanz im heutigen Wirtschaftssystem betont. Angefragte B wies auf den engen Zusammenhang zwischen der Lebensmittelindustrie und den globalen Herausforderungen des Klimawandels, des Hungers, der Ausbeutung und Tierquälerei hin, und sah eine Reformation des Lebensmittelsystems als zentralen Schlüssel für eine gerechte und nachhaltige Ausrichtung der Welt.

Liegt also die Verantwortung bei den Verbrauchern oder bei der Industrie?

7.3 Bürger, Konsumenten, Giganten

Die Industrie wird nicht nur zeitgeistlich- und branchenbedingt als unbedingte Rettung der Gesellschaft oder Verursacher der Umweltzerstörung dargestellt. Sie scheint jedoch vor allem ein dermaßen facettenreicher und polyvalenter Organismus zu sein, dass eine Simplifizierung ihrer Struktur sowie eine einschränkende Definition als gut oder böse zu irreführenden Konsequenzen führen könnten.

Viele Soziologen und Marketingexperten sehen in Edward Bernays, dem Politikberater der Johnson-Administration und Urenkel von Sigmund Freud, und seiner legendären Agency for public relations in New York, die Wurzel der Transformation der Massenkommunikation. Als die Bürgerinnen und Bürger zu Konsumentinnen und Konsumenten wurden, und auch die Lebensmittelwirtschaft unter der Lupe der Werbung erforscht wurde, nahm diese eine neue Richtung an, die die ernährungsnotwendigen Bedürfnisse der Menschen mit den wachsenden Interessen der Industrie kombinieren konnte. Bernays geniale Ideen eroberten und verwandelten das Food Business mit zahlreichen erfolgreichen Werbekampagnen, wie zum Beispiel die Erfindung des amerikanischen Frühstücks mit Bacon, Eier und Toastbrot, das in die Geschichte eingegangen ist. Seine auf analytischen Psychologie- und Marketingstudien basierenden Kommunikationsstrategien beeinflussen die Lebensmittelbranche nicht nur in den USA, sondern erreichten auch unseren Kontinent, inspirierten die europäische Lebensmittelindustrie sowie modellierte unmittelbar unsere Gesellschaft.

Der Druck, den die Lebensmittelindustrie immer stärker auf Konsumentinnen und Konsumenten und Lebensmittelproduzentinnen und -Produzenten ausgeübt hat, kombiniert mit Skandalen, die die Sicherheit und

Qualität von industriell produzierten Lebensmitteln infrage stellen, haben in den letzten Jahren zu einem wachsenden Misstrauen geführt. Obwohl die Information, dass in Deutschland die fünf großen Lebensmitteleinzelhändler sich 90 % des gesamten Umsatzes der Lebensmittelbranche teilen, nicht allen Verbrauchern bewusst ist, scheinen immer mehr Bürgerinnen und Bürger mit dem riesigen Einfluss dieser Giganten auf die Wirtschaft und darüber hinaus gut informiert zu sein. Vor wenigen Jahren war es kaum vorstellbar, mit Lebensmittelkonzernen zu Themen wie Nachhaltigkeit oder Corporate Social Responsability ins Gespräch zu kommen. Heute haben die Giganten der Industrie auf die globalen Herausforderungen reagiert und (fast) alle ein Umweltprogramm oder eine Nachhaltigkeitsstrategie ausgearbeitet. Und obwohl es nicht einfach ist, sich die Komplexität einer solchen minimalen Änderung vorzustellen, ist es schon ein Anfang.

Viele Lebensmittelkonzernen scheinen jedoch oft den Moment zu verpassen, sich grundlegend zu reformieren: Sie passen sich kontinuierlich und schrittweise an, sobald der eine oder andere Lebensmittelskandal ein negatives Licht wirft und unter den Konsumenten Alarmismus auslöst. Es sind bedauerlicherweise meistens kleine Schritte, keine wesentlichen und strukturellen Änderungen, die zu einer profunden nachhaltigeren Transformation der Lebensmittelbranche beitragen könnten. Wie von einem Partner, der verspricht, nie wieder fremd zu gehen, und immer wieder eine neue Affäre hat, hat die Lebensmittelindustrie, sei es mit Gammelfleisch oder nebulosen Kennzeichnungen, den Konsumenten oft im Stich gelassen. Das hinterlässt Spuren in einer Beziehung.

Die Frage, die sich viele stellen, ist eigentlich: Wenn es sich nur einer von den Lebensmittelgiganten ernsthaft vornehmen würde, ihr perfekt funktionierendes jedoch umweltbelastendes System in eine zukunftsfähige und nachhaltigere Maschine zu transformieren, würden die anderen Riesen nicht auch mitmachen?

7.4 In den kurzen Wegen liegt die Würze

Von der Seite der „Kleinen" bewegt sich viel: Die Anzahl an landwirtschaftlichen Betrieben, die vom konventionellen zum biologischen Anbau wechseln, steigt in Europa fast überall. Es sind normalerweise kleine oder mittlere Betriebe und es ist eine Tendenz, die schon seit einigen Jahren Anlass zur Hoffnung gibt. Trotz des Scheiterns eine grünere europäische Agrarpolitik zu gestalten, ist die Partizipation von Bürgerinnen und Bürgern an Themen wie Landwirtschaft, Lebensmittelproduktion und Nachhaltigkeit in zahlreichen Netzwerken, Aktionsplattformen und Kampagnen massiv gestiegen.

Food-Bewegungen und Food-Aktivismus haben eine wachsende Rolle dabei gespielt, eine immer größere kritische Menge an Konsumentinnen und Konsumenten zu alternativen Einkaufswegen zu motivieren. Die Erforschung solcher Phänomene ist noch in der Anfangsphase. Sehr wahrscheinlich werden diese Bewegungen aber künftig als ein entscheidender Teil der postmodernen Geschichte betrachtet, als eine Wiederspiegelung des Zeitgeistes der 2000 Jahren. Wahrscheinlich nicht nur die Diäten- und Produkttrends, nicht das Food Porn, die TV-Kochshows und Food-Magazine, sondern auch das veränderte Bewusstsein vieler Konsumentinnen und Konsumenten, deren Demonstrationen kleine und große Initiativen sowie neue Konsum- und Gesellschaftsformen gestartet und gestaltet haben.

Die *food policy councils* (deutsch: Ernährungsrat) wurden als Experiment zum ersten Mal in Knoxville in Tennessee (Vereinigten Staaten) als partizipatives Instrument im Bereich kommunaler Lebensmittel- und Ernährungspolitik ausprobiert. Es ging darum, Bürgerinnen und Bürger bei Entscheidungen zur lokalen Lebensmittelversorgung und zum Ernährungssystem aktiv zu involvieren, um eine nachhaltige Ernährungspolitik gemeinsam mit den weiteren Akteuren, wie beispielsweise Verwaltung, Politik und Industrie, zu gestalten. Das Interesse an dem Experiment wuchs rapide bis Ernährungsräte schließlich fester Bestandteil der Politik in vielen Gemeinden in den USA und in Kanada wurden. Einige Jahre später wurde in Großbritannien das erste food policy council Europas gegründet.[3] 2015 initiierte eine Gruppe aktiver Bürgerinnen und Bürger den ersten deutschen Ernährungsrat in Köln. Berlin und Freiburg an der Breslau folgten kurz danach. Derzeit sind circa 40 Ernährungsräte bundesweit im Aufbau.[4]

„Das Ziel des Projektes ist, durch einen aktiven Dialog zwischen Politik, Verwaltung, Erzeugern, Vertrieben und dem Verbraucher langfristig und nachhaltig die Strukturen einer regionalen Lebensmittelversorgung zu stärken. Ganz konkret beispielsweise, lokaler kleinbäuerlicher Landwirtschaft einen sicheren Zugang zu Vermarktungswegen und damit eine dauerhafte Existenzgrundlage zu sichern", so Katharina Schwartz vom Ernährungsrat in Köln in einem von mir im Herbst 2018 geführten Interview.

Die erste Assoziation mit dem Wort „Lebensmittelindustrie" für Schwartz ist „(…) anonyme Produktion, weit weg vom Konsumenten". Sehr direkt und poignant erklärt Schwartz weiter, dass „unser durch die Lebensmittelindustrie geprägtes Bild einer idealen Versorgungsstruktur (…) unsere

---

[3]Stierand (2014, S. 167–178).
[4]Thurn et al. (2018, S. 163, 190).

Ernährungsgewohnheiten und damit unmittelbar auch unsere Esskultur mitgeprägt [hat]. Durch Überangebot schwindet unmittelbar auch die Wertschätzung für das einzelne Produkt. (…) Nur durch eine angemessene Entlohnung der Erzeugerinnen und Erzeuger erhalten wir eine Vielfalt und bleiben dadurch nicht zuletzt auch resilient gegenüber den äußeren Einflüssen wie dem Finanzmarkt oder Klimaveränderungen". Schwarzt kommentiert weiter:

„Der Teufelskreis fängt bei der Lebensmittelproduktion an, wo Produkte das ganze Jahr hindurch ohne Beachtung der Saisonalität und in standardisierten Farben und Formen produziert werden müssen, und endet in unseren Haushalten, wo wir Konsumenten nicht mehr wissen, wie man (alte) Gemüsesorten kocht. Eine Schwierigkeit, die gleichzeitig die Esskultur ganzer Gemeinschaften zerstört und die wirtschaftliche Lage regionaler Bäuerinnen und Bauer sehr prekär macht". Die katastrophalen Konsequenzen dieses Teufelskreises, eruiert Schwartz, „sind noch globaler, wenn man die Fleischproduktion in Betracht zieht: Industrielle Tierhaltungen produzieren in Deutschland ca. 60 Millionen Schweine – eine Menge, die auf dem internen Markt überhaupt nicht genutzt werden kann – und wird durch billige Exporte nach Asien und Afrika transportiert, was somit auch deren Esskultur massiv geprägt hat."

Die Konsequenzen sind also nicht nur lokal, sondern haben globale Auswirkungen. Auf die Frage „Können Sie ein konkretes Beispiel nennen, bei dem die Lebensmittelindustrie die Esskultur/die Ernährung Ihrer Gemeinschaft positiv prägen könnte?", antwortete Schwartz „Mit ihrer Marktmacht hat die Lebensmittelindustrie schon durch kleinste Veränderungen eine enorme Hebelwirkung. Würden sie globale Zusammenhänge zwischen unserem Konsum und dem Ursprung der Produktion greifbar machen, würde das in den Köpfen der Verbraucher sicher einiges bewirken. Kann ich genießen, wenn ich weiß, welchen Einfluss die Lebensmittel auf meinem Teller hatten? Lokale, transparentere Handelswege könnten wieder mehr Bezug zum Ursprung und zur Herstellung des Lebensmittels, und damit auch zu mehr Wertschätzung führen."

Solche Veränderungsprozesse benötigen eine branchenübergreifende Zusammenarbeit sowie Zeit und Engagement aller gesellschaftlichen Akteure. Wie man solche Herausforderungen angehen kann, erklärt Schwartz wie folgt: „Dafür braucht es vor allem auch den Willen zur Veränderung bei Politik und Verwaltung, mit denen wir langfristig die Rahmenbedingungen für eine leichtere Vermarktung und Beschaffung regionaler, nachhaltig produzierter Lebensmittel schaffen. Um die Zusammenhänge innerhalb unseres städtischen Ernährungssystems sichtbar zu machen und hierfür konkrete Maßnahmen zur Verbesserung vorzuschlagen, erarbeiten wir derzeit eine Ernährungsstrategie für Köln."

Die Bereitschaft der Bürgerinnen und der Bürger, sich an einem solchen Veränderungsprozess wie das Engagement eines Ernährungsrates aktiv zu unterstützen, nimmt spürbar zu. Viele Kölnerinnen und Kölner haben den Aufruf angenommen, sich an der Mitgestaltung von Projekten wie „Die Essbare Stadt" oder an der „Ernährungsstrategie für Köln" zu beteiligen. Durch eine stärkere Zusammenarbeit mit Politik und Verwaltung konnten schon einige Prozesse gemeinsam in Gang gesetzt werden, die auf rein zivilgesellschaftlicher Ebene nicht umsetzbar gewesen wären. Ein wichtiges Signal für die Kooperation mit dem Ernährungsrat: die Stadt Köln ist durch die Oberbürgermeisterin als Mitglied im Ernährungsrat ebenso vertreten wie die vier stärksten Fraktionen des Kölner Stadtrates.

Schwarzt spricht außerdem von der Notwendigkeit einer Stärkung regionaler Lebensmittelkreisläufe durch eine lokale Ernährungs- und Agrarwende sowie von einer möglichst breiten Aufklärung und Sensibilisierung für das Thema nachhaltiger Lebensmittelerzeugung und -versorgung der Kölner Bürgerinnen und Bürger jeden Alters.

Die Ernährungsdemokratie wird also in den Städten, in den industrialisierten urbanen Gebieten anfangen, in den Orten, wo die Esskultur Anfang des letzten Jahrhunderts verloren gegangen ist bzw. moderne, konsumistische Esskulturen entstanden sind. Aktive Konsumentinnen und Konsumenten werden sich wieder als politische Bürgerinnen und Bürger engagieren, um einen Beitrag zur Verbesserung der Ernährung ihrer Gemeinschaft zu leisten, und somit allmählich eine globale Veränderung des Lebensmittelsystems (die Ernährungswende) vorantreiben.

7.5 Gute Vorsätze

Die Sustainable Development Goals der UNO, die bis 2030 erreicht werden sollten und auf den zum größten Teil nicht realisierten Millenium Sustainable Goals basieren, reichen von Frieden über Armutsbekämpfung bis Ernährungssicherheit und nachhaltige Landwirtschaft, Klimawandel, Umwelt und Management natürlicher Ressourcen. Alle Ziele, die die Weltbevölkerung (nicht nur benachteiligter Regionen) bei einer nachhaltigeren Entwicklung in ökonomischer, ökologischer und sozialer Hinsicht fördern sollten. Die Korrelation unter allen diesen Bereichen erklärt, dass die Menschheit keine Inseln ist, sondern ein zusammenlebendes facettenreiches Konstrukt, das mit der Umwelt in Wechselwirkung steht. Die globale Dimension der Ernährung und der Lebensmittelproduktion betrifft also alle Akteure, große und kleine, und spielt eine wesentliche Rolle in den weltweiten Herausforderungen unserer Zeit.

Fast alle Länder, die sich an den SDGs beteiligt haben, haben nationale Strategien und Projekte dazu entwickelt sowie umgesetzt. In Deutschland bestehen verschiedene nationale Gremien und Räte für Nachhaltigkeit, eine Strategie zur Lebensmittelverschwendung, zur biologischen Vielfalt sowie eine Tierschutzkommission und eine Tierwohl-Initiative, Bundesprojekte zur transparenten Kennzeichnung von Lebensmitteln und noch viel mehr. Die politische Agenda scheint bis über das Jahr 2020 hinaus voll zu sein. Die Kritik, die Beteiligung an solchen Plänen seitens der Lebensmittelindustrie sei meistens auf freiwilliger Basis und bremse konkrete Umsetzungen im gesamten System, ist nachvollziehbar. Gleichzeitig ist aber auch die andere Seite der Medaille zu beobachten: In Deutschland werden durchschnittlich immer noch circa 80 kg Fleisch und Wurstwaren pro Kopf im Jahr verspeist[5] und über 50 kg an Lebensmitteln landen jährlich in jedem Haushalt in die Tonne. Dass im aktuellen Ernährungsreport die Reduzierung von Lebensmittelverschwendung (84 %) und des Fleischkonsums (74 %) als richtige Lösungen für die demografische Herausforderung der Welternährung angegeben werden,[6] scheinen bewusst aber noch nicht richtig verdaut zu sein.

Ein wichtiger Punkt, der Food-Aktivisten und Umweltorganisationen oft nicht klar ist, ist, dass ohne die Lebensmittelindustrie höchst wahrscheinlich keine Ernährungswende stattfinden wird. Diese hat nicht nur die Infrastruktur, sondern auch die konkreten Mittel und die Macht, um positive globale Veränderungen voranzutreiben. Wie es oft der Fall ist, kann man Konflikte nur mit Austausch, Kommunikation und Kompromisse lösen und so Schwierigkeiten überwinden. Es liegt nun bei der Lebensmittelindustrie, sich von positiven Instanzen beeinflussen zu lassen, ihren Blick mehr auf lokale Strukturen, statt nur auf Profite zu werfen und sich einem nachhaltigeren Zeitgeist zu öffnen.

---

[5]Bundesverband der Deutschen Fleischwarenindustrie: https://www.bvdf.de/in_zahlen/tab_05.
[6]Ernährungsreport 2019 (2019).

7.6 Die echte Revolution

Die Lebensmittel- sowie die Agrarindustrie haben dank der technologischen Innovationen wirtschaftliche Imperien aufgebaut, und somit unmittelbar neue Essgewohnheiten und -kulturen etabliert. Die Bürgerinnen und Bürger haben sich somit von alten hierarchischen Gesellschafts- und Familienstrukturen gelöst und allmählich emanzipiert.

Wann war also der richtige Moment, in dem die Lebensmittelindustrie böse wurde? War es, als sie aus den Lebensmitteln einfach ein Business machte? Oder war es, als die Menschen sich von alten aufwendigen Esstraditionen lösen wollten? Waren die Menschen plötzlich zu viele und mussten Regierungen schnell handeln? Oder hatten Stadtmenschen kein Interesse mehr, einzukaufen und zu kochen, um sich beruflich und persönlich zu verwirklichen?

Welche neuen Formen der partizipatorischen Mitbestimmung unserer Esskultur die Resilienz, Agilität und Kraft haben werden, um dem komplexen Lebensmittelsystem auf einen nachhaltigeren Kurs zu bringen, kann man heute schwer einschätzen. Als verantwortungsvolle Konsumentinnen und Konsumenten kann man jedoch hoffen, dass Goliath sich offenherzig an einen Tisch mit David setzt, und die einzigartige Chance nicht verpasst, eine moderne, enkeltaugliche, zukunftsfähige Lebensmittelrevolution gemeinsam zu gestalten.

Literatur

Bommert W (2014) Brot und Backstein – Wer ernährt die Städte der Zukunft?. Karl Ueberreuter, Wien

Ernährungsreport 2019 (2019) Bundesministerium für Ernährung und Landwirtschaft (BMEL), Januar 2019

Hirschfelder G (2001) Europäische Esskultur, Geschichte der Ernährung von der Steinzeit bis heute. Campus, Frankfurt a. M., S 206

Stierand P (2014) Speiseräume, Die Ernährungswende beginnt in der Stadt. oekom Verlag, München, S 167–178

Thurn V, Oertel G, Pohl C (2018) Genial lokal, So kommt die Ernährungswende in Bewegung. oekom Verlag, München, S 163–190

Veronica Veneziano ist Food-Aktivistin und Expertin für Esskultur, Regionalvermarktung und alternative Lebensmittelsysteme. Sie hat als Program Director for Central and Northern Europe für Slow Food International gearbeitet und war für internationale Entwicklung und Biodiversität bei Slow Food Deutschland e. V. zuständig. Für Marktschwärmer hat Veneziano die inhaltliche und organisatorische Durchführung für den deutschen Markt koordiniert. Derzeit arbeitet Veneziano als Projektmanagerin bei der ‚Biodiversity in Good Company' Initiative.

8

Gute-Böse Lebensmittelindustrie?

Udo Maid-Kohnert

Die provokativ verkürzte Fragestellung ruft bei mir als Journalisten reflexartig ein „so einfach sind die Dinge nicht" hervor. Als Wissenschaftsjournalist provoziert sie zudem das abwägende Einerseits-Andererseits. Zu nennen wären etwa die Lebenssituation der Bevölkerung vor Einführung der industriellen LM-Produktion (vgl. Beitrag Klotter) auf der einen, Lebensmittelskandale, z. T. fragwürdige Rezepturen bzw. Produktneuschöpfungen bis hin zu Fehlentwicklungen im Handel (vgl. Beitrag Veneziano) oder einer globalisierten, industriefreundlichen Rohstoffgewinnung (z. B. Palmölplantagen) auf der anderen Seite.

Das Wirtschaftslexikon von finanzen.net definiert knapp: *„Im Gegensatz zum Handwerk kennzeichnet den Industriebetrieb die räumliche Konzentration der Produktion (Werke) mit überwiegender Anwendung maschineller Betriebsmittel und der weitgehenden Arbeitsteilung, sodass Sachgüter für den anonymen Markt und in geringerem Umfang individuell erstellt werden."* Die amtliche deutsche Statistik kennt zudem keine Lebensmittelindustrie, sondern die Nahrungs- und Genussmittelindustrie bzw. gruppiert nach Herstellung von Nahrungs- und Futtermitteln und von Getränken mit rund 5400 Betrieben mit mehr als 20 Mitarbeitern.

Nicht zur Lebensmittelindustrie gehören damit also die rund 33 700 Betriebe des Lebensmittel-Handwerks, aber auch der LM-Einzelhandel, der über sein Listungsverhalten und die immer zahlreicheren Eigenmarken

---

U. Maid-Kohnert (✉)
mpm Fachmedien, Pohlheim, Deutschland
E-Mail: mpm.maid@t-online.de

(Handelsmarken) eine entscheidende Rolle im System der LM-Versorgung der Bevölkerung spielt und damit die Grenzen zwischen der herstellenden Industrie und dem „verteilenden" Handel zunehmend verwischt.

Und auch für diese letztgenannten Akteure gilt: Sie bieten uns Verbrauchern eine nie dagewesene Vielfalt von Lebens- und Genussmitteln aus praktisch allen Regionen der Erde. Zugleich finden sich in Ihren Reihen immer wieder die berühmten – natürlich immer einzeltäterischen – schwarzen Schafe, die die Branche durch Verfälschung, mangelhafte Hygiene oder Fehlauslobungen in Misskredit bringen. Und schließlich gehört in diesen Themenkreis auch die Landwirtschaft, die uns in Form des existenzbedrohten Kleinstbetriebes in strukturschwachen Regionen genauso entgegentritt wie in einer grotesk industrialisierten Form, die ganze Landstriche – von Großkonzernen oder gleich von Nationen im Zuge des Land Grabbing in Besitz genommen – in Monokulturen unter den Pflug nimmt, zur Gülleentsorgung nutzt und/oder zur Grundlage von Warentermingeschäften macht.

8.1 Bringt uns die Frage weiter?

Oder kann man die Frage verkürzen? Etwa auf: Gute-Böse Industrie? Es mag sein, das potenzielle Bedrohungen (das „Böse") intensiver wahrgenommen werden, je näher sie – und das gilt ja für Lebensmittel – uns und unserem Körper kommen. Lebensmittel werden ja notgedrungen täglich *einverleibt* (Hörisch 2017). Und alle Lebensmittel, selbst die naturbelassene Frucht, eine Nuss oder ein Glas Milch sind für die meisten von uns eine Blackbox, was ihre biochemische Zusammensetzung oder ihre physiologischen Wirkungen angeht. Also reagieren Verbraucher und deren Schützer besonders wund, wenn gepanscht, verunreinigt oder geschummelt und damit potenziell Gesundheit gefährdet wird. Die Lebensmittelindustrie besitzt damit ein besonderes reales und „empfundenes" Gefährdungspotenzial (Food authenticity and quality 2018; Kerschke-Risch 2016; Wiedemann 2014), wenn sie nicht nach hohen ethischen und herstellungstechnischen Standards arbeitet.[1]

Hierin besteht eine interessante Parallele zur Automobilindustrie, die mit Mobilität ein heute ebenfalls lebensnotwendiges Gut produziert und deren Auswirkungen – Luftschadstoffe – ebenfalls „einverleibt" werden. An beiden

---

[1]Trotz der Feinstaub-Stellungnahme der „Lungenärzte im Netz": Die Anzahl vorzeitiger Tode durch verkehrsbedingte Luftverschmutzung dürfte deutlich höher liegen als die Zahl der durch Lebensmittelskandale verstorbenen Personen.

Beispielen wird deutlich, wie Wirtschaftszweige mit essenzieller Bedeutung für die Volkswirtschaft und Grundbedürfnisse der Bevölkerung durch nicht zuletzt in Deutschland falsch verstandene „industriefreundliche" Politik zu lange vor der Unausweichlichkeit der Umstellung auf nachhaltigere Produkte und Produktionsweisen geschützt werden. Letztendlich zum Schaden aller und mit dem Risiko, dass nicht alle einst „systemrelevanten" Player langfristig bestehen werden.

8.2 „Aus großer Macht/Kraft wächst große Verantwortung"

Film- und Comicfans bestehen darauf, dass dieser Spruch vom Spiderman-Schöpfer Stan Lee stammt. Ganz unpathetisch trifft er für das Spannungsfeld Verbraucher – (Lebensmittel)Industrie zu. Auf der einen Seite der passive Nutzer/Verbraucher, der sich ernähren muss, auf der anderen Seite die geballte Wirtschaftskraft der LM-Industrie mit ihren gigantischen Werbebudgets,[2] ihrer Marktdurchdringung und den von ihr mitbestimmten Ernährungstrends. Ein klassisches David-Goliath-Motiv – und damit sind wir (als Journalisten, Blogger, Verbraucherschützer) schnell auf der Seite des (wirklich oder vermeintlich) Schwächeren. Und im Umkehrschluss ist alles schlimm, schlecht, unfair und böse, was vom haushoch Überlegenen stammt. Ach, wenn es doch so einfach wäre!

Schauen wir uns den bösen Goliath LM-Industrie näher an: Rund 533 000 Mitarbeiter arbeiten (Stand 2017) im – je nach Quelle und Bezugsgröße dritt- bis viertgrößten Industriezweig Deutschlands (vgl. Beitrag Minhoff) und erwirtschaften rund 155 Mrd. EUR Umsatz. Nimmt man noch die Ausgaben für Getränke und Tabak hinzu (der genüssliche Todbringer begleitet traditionell in der Statistik oft die Lebensmittel) sind es sogar 227 Mrd. EUR. Das sind 533 000 Menschen, die selbst wieder Verbraucher – Einverleiber – der von ihnen, ihren Kollegen und Wettbewerbern produzierten Lebensmittel sind (vereinfachend gehe ich davon aus, dass kaum ein Mitarbeiter der LM-Industrie die Zeit hat, seine Nahrungsmittel in reiner Selbstversorgung anzubauen).

---

[2]2015 lagen die Werbeausgaben für Lebensmittel und Getränke bei knapp 3,3 Mrd. EUR www.destatis.de/DE/ZahlenFakten/GesellschaftStaat/EinkommenKonsumLebensbedingungen/Konsumausgaben/Konsumausgaben.html. Zugegriffen: 13. Aug. 2018. Zum Vergleich: das Budget der Bundeszentrale für gesundheitliche Aufklärung BZgA für gesundheitliche Präventionsmaßnahmen liegt im zweistelligen Millionenbereich Quelle: www.aerzteblatt.de/nachrichten/76993/Praevention-Krankenkassen-wollen-BZgA-zurueckdraengen. Zugegriffen: 13. Aug. 2018.

Damit wird der Goliath bei detaillierter Betrachtung eine Subpopulation unserer Gesellschaft: 533 000 Nachbarn, Kollegen, Mitfahrer im Pendlerzug, denen man das nachgesagte Böse nicht ansieht und wohl auch nicht nachweisen kann. Das immanent „Böse" ist selbstverständlich nicht die Eigenschaft der einzelnen Mitarbeiter, sondern scheint eine emergente Eigenschaft zu sein, die hervortritt, wenn eine bestimmte Gruppengröße und damit Markt- und Lobbymacht entsteht.

Am Beispiel Auto Der einzelne Autoschrauber, der seine frisierte Kiste zu einer überlauten und qualmenden Selbtsdarstellungskarosse stilisiert, ist nicht „böse", höchstens ein Ärgernis (und lächerlich). Ein Industriezweig hingegen, der in trauter Einigkeit mit den entscheidenden Politikern eine intakte Umwelt und die Gesundheit des Einzelnen dem shareholder-Value und dem Bonus-Gewinn der jeweiligen Manager opfert, stellt ein nicht nur moralisches Problem für unserer Gesellschaft dar.

Am Beispiel Lebensmittel Der Gastgeber einer Party, der im kreativen Schub ein Gemisch aus Wasser, Zucker, wenigen Früchten und ggf. reichlich Alkohol statt profanen Trinkwassers zur Labung der Gäste reicht, der Hobby-Grillmeister, der die Fleischration auf Basis seiner Vorzeit-Gene bemessen hat, die leidenschaftliche Pralinen-Tüftlerin, die mit noch mehr Sahne und Zucker ihre Schöpfungen verfeinert – wer wollte sie für ihr Handeln kritisieren? Aber wenn solche Kreationen mit großem Werbeaufwand in Supermarktregale gedrückt werden, wenn Konzerne durch eigene Forschungsinstitute gezielt Einfluss auf die fachwissenschaftliche und letztlich gesundheitspolitische Diskussion um Softdrinks, Fettsteuer und noch verantwortbaren Fleischverzehr nehmen, dann hat das nicht nur gesundheitspolitische Brisanz, sondern durchaus auch moralische Aspekte. Womit wir wieder beim Gut-Böse-Dualismus wären.

8.3 Sind wir (Verbraucher) nicht alle ein bisschen schizo?

Gerne schlüpfen wir dann als Verbraucher in diese Rolle des unmündigen, ja „verwirrten" Konsumenten, der von den mephistophelischen Verlockungen in den Regalen verführt, um sein gesundheitliches Potenzial maximaler QUALYS[3] gebracht wurde. Zum Ausgleich erwerben wir

---

[3]Zum Konzept der QUALYs = Quality Adjusted Life Years (Lebensjahre guter Lebensqualität) bzw. DALYs = Disability-Adjusted Life Years (Lebensjahre mit herabgesetzter Lebensqualität) 17.

dann – die Bikini-Saison dauert 12 Monate – die mit ebendieser Werbemacht angepriesenen Formuladiäten zur Gewichtsreduktion. Von solchen Diät-Möglichkeiten erfahren wir, indem wir sofahockend TV-Werbeblöcke (vermehrt auch Influencer-Posts) konsumieren und anschließend stundenweise Koch-Shows und Promi-Dinners beiwohnen. Nur noch selten und mit ständig abnehmender Kompetenz wagen wir uns hingegen an die Zubereitung eigener Mahlzeiten aus unverarbeiteten Zutaten. Die Kochkompetenz jedenfalls wird durch die mediale Topfguckerei nicht erhöht (Bender 2009) und kann sogar Schaden nehmen (Alle 50 Sekunden ein Hygienefehler 2018).

- Als offensichtlich verwirrte Verbraucher klagen wir über Luftverschmutzung und Dieselgate und bestellen zugleich immer hubraumstärkere PKW für immer vollere Straßen.
- Als offensichtlich verwirrte Verbraucher klagen wir über schwer verständliche Nährwertangaben, die – Skandal! – auch noch auf der Packungsrückseite versteckt sind, und fuchsen uns zugleich im Monatstakt in die neuesten versteckten Features der neuesten Smartphones, Apps und weiterer Gadgets.
- Als offensichtlich verwirrte Verbraucher fühlen wir uns vom „Serviervorschlag" auf der Packung eines Mikrowellen-Gerichts getäuscht, als hätte irgendwer jemals aus Pappe, Alu oder Plastiktüte ein perfekt angerichtetes 3-Sterne-Menü gekratzt! (Weinrich et al. 2018)

Die Anbieter als Verursacher der Konsumenten-Verwirrung können dabei sogar den Spieß umdrehen und als entscheidungserleichternde rettende Ritter in Erscheinung treten, was wir als Kunden dann mit treuer Kaufentscheidung honorieren (s. Kasten Verbraucherverwirrung).

Verbraucherverwirrung

„Consumer Confusion bezeichnet eine zunehmende Überforderung und Desorientierung der Konsumenten. Diese ist darauf zurückzuführen, dass die Zahl der Impulse, die auf die Konsumenten einströmen, diese schlichtweg überfordern und deshalb zu negativen Reaktionen führen. Eine Marke kann, sofern sie richtig geführt wird, den Menschen zu mehr Orientierung unter den Angeboten verhelfen, Vertrauen ausstrahlen, Begehren auslösen und Loyalität fördern."

---

www.aerzteblatt.de/archiv/70329/Was-ist-ein-Qaly (Zugriff am 13.8.2018) 18. www.who.int/healthinfo/global_burden_disease/metrics_daly/en/ (Zugegriffen: 13.8.2018) 19. www.who.int/quantifying_ehimpacts/publications/en/9241546204chap3.pdf (Zugegriffen: 13.8.2018).

Also ist die Industrie gar nicht so schlimm? Bedient sie lediglich, den von vielen nicht mehr hinterfragten Gesetzen des Marktes folgend, die Wünsche der Verbraucher? Oder macht sie uns durch perfides Marketing zu Opfern minderwertiger, ver- oder gefälschter Lebensmittel? Entwöhnt Sie uns vom Geschmack „natürlicher" Lebensmittel … und macht uns zu zubereitungs-inkompetenten Opfern eines Convenience-Einheitsgeschmacks?

Wenn eine ganze Generation mit „Kartoffelpüree" den eher flachen sensorischen Eindruck der blassgelben Masse aus gequollenen Tüten-Flocken verbindet und beim Erstkontakt mit echtem Kartoffelbrei vor dem ungewohnt reichen Geschmacksspektrum angstvoll zurückzuckt, ist dann die Industrie schuld oder unser Lebensstil, der (im Kartoffelbrei-Beispiel) zur Abwägung zwischen ca. 7 min und 30–40 min Zubereitungszeit zwingt?

8.4 Wechselspiel Verbraucher – Industrie

In diesem Spannungsfeld erfüllen Verbraucherzentralen und kritische Medien eine wichtige Aufgabe, wenn Sie Mogelpackungen und irreführende Bezeichnungen entlarven oder über Ekelprodukte berichten. Aber da Aufregung und Skandal auch die Auflage/Einschaltquote sichern, wird auch hier z. T. verkürzt argumentiert bzw. das Kind mit dem Bade ausgeschüttet (Kasten: Flüssigrauch).

> **Fallbeispiel Flüssigrauch: Verbrauchertäuschung oder Verbrauerschutz?**
>
> Wohl seit dem ersten bewussten Einsatz des Feuers zum Garen von Lebensmitteln (Henry AG 2016; Rosenstock und Scheibner 2016) gehört der Rauchgeschmack von gebratenen, gegrillten oder geräucherten Lebensmitteln zu unseren sensorischen Vorlieben. Das Räuchern als Verfahren zur Haltbarmachung von Lebensmitteln hätte heutzutage aufgrund der damit verbundenen Schadstoffgehalte keine Chance mehr auf Zulassung. Aber da es sich lange vor der modernen Lebensmittelgesetzgebung etabliert hatte, genießt es sozusagen Bestandsschutz.
>
> Für Räucherfisch und Räucherwurst, auch für bestimmte Käsesorten ist der Rauchgeschmack charakteristisch. Durch neue technologische Verfahren, bessere Hygiene in der Rohstoffverarbeitung und auch, da geräucherte Produkte nicht unbedingt mehr viele Monate unter dem Dachbalken baumeln, ohne zu verderben, wäre eine Reduktion der durch das Räuchern im Lebensmittel enthaltenen potenziell toxischen und erbgutschädigenden PAKs möglich. Und wenn es ohnehin bei bestimmten Produkten nur um den Geschmack geht – könnte man nicht gleich ganz auf das Räuchern verzichten und durch den Zusatz von Raucharomen/Flüssigrauch das Geschmackserlebnis „wie geräuchert" erzielen?

> Nun ist echtes Räuchern aber ein zeitaufwendiger Prozess, der auch mit Gewichtsverlust der Ware einhergeht. Wenn also die schneller und günstiger produzierten Raucharoma-Würste zum Preis von echter „Räucherware" verkauft werden: Ist das technologischer Fortschritt mit gesundheitlichem Zusatznutzen für den Verbraucher oder sträfliches Vorgaukeln alter Handwerkskunst und damit Verbrauchertäuschung? (Ulrich-Rückert 2017).

Aber ist der Verbraucher immer nur das schützenswerte schwächste Glied in der Kette von der Produktion bis zum Verzehr (oder Verderb) eines Lebensmittels? Das Feindbild renditegieriger Großkonzerne, die immer geringwertigere LM-Produkte in fragwürdigen Prozessen auf den Markt werfen, ist vielleicht zu plump.

Denn Bequemlichkeit und abnehmende Zubereitungskompetenz für Lebensmittel sind wichtige Faktoren, die die Flut von Verpackungsmüll und wachsende Zusatzstofflisten mit heraufbeschwören. Es ist grotesk, dies allein den Lebensmittelherstellern vorzuwerfen und dann nach der neuesten Kühlregal-Kreation zu greifen, in der Sahne- und Schoko-ähnliche Komponenten tage- bis wochenlang als konturscharf verwirbelte Dessertkomponenten im Plastikbecher verharren. Wer kurz vor 22:00 Uhr an der Feinkosttheke des Supermarkts, der mehr als 400 km von der nächsten Meeresküste entfernt liegt, noch eine reichhaltige, frische und zugleich bezahlbare Sushi-Auswahl erwartet, sollte nicht über Food-Waste, Niedriglöhne in der LM-Branche oder Preisdruck auf Nahrungsmittelerzeuger jammern.

Und trotz aller Befragungsergebnisse, wonach Verbraucher bereit wären, für nachhaltige, faire und ggf. das Tierwohl beachtende Produktionsmethoden „mehr zu bezahlen" (Verbraucher bezahlen gerne mehr für Herkunftsinformation vom Schweinefilet 2018): Die Billigfleischseiten der Anzeigenblättchen und das tatsächliche Einkaufsverhalten an der Kühltheke sprechen eine andere Sprache, und neue „Butterpreisrunden" von Discountern schaffen es regelmäßig auf die Wirtschaftsseiten der Tageszeitungen. Mag also sein, dass die Konsumenten in manchen Fällen das Opfer einer aggressiven und irreführenden Marketingstrategie der „bösen Lebensmittelindustrie" sind, allerdings lassen sie die Möglichkeit, sich anders zu entscheiden, oft auch ungenutzt. Ob aus Bequemlichkeit oder Gedankenlosigkeit, sei dahingestellt.

Rund 340 EUR bzw. 14 % seiner Konsumausgaben[4] gab der durchschnittliche Haushalt 2016 pro Monat für Lebensmittel aus. Immerhin

---

[4]Das sind im Einzelnen die Ausgaben für Essen, Wohnen, Bekleidung, Gesundheit, Freizeit, Bildung, Kommunikation, Verkehr sowie Beherbergungs- und Gaststättendienstleistungen www.destatis.de/DE/ZahlenFakten/GesellschaftStaat/EinkommenKonsumLebensbedingungen/Konsumausgaben/Konsumausgaben.html. Zugegriffen: 13. Aug. 2018.

mehr als für Freizeit und Unterhaltung (10 %) und etwa gleichviel wie für Verkehr/Mobilität (319 EUR). Und nochmals 5 % der Konsumausgaben für Beherbergungs- und Gaststättendienstleistungen. Das ist schon eine nicht unbedeutende Marktmacht, die jeder einzelne von uns bei seinen zahlreichen Kaufentscheidungen für oder gegen fair- und nachhaltig produzierte Lebensmittel jeden Tag aufs Neue ausspielen kann. Wer seinen Marktleiter im Supermarkt nicht als Einzeltäter, sondern abgestimmt mit Gleichgesinnten, regelmäßig nach bestimmten Produkten fragt, hat durchaus Chancen, auf das Listungsverhalten Einfluss zu nehmen. Nicht jeder wohnt schließlich in einer Großstadt, wo Unverpackt-Läden, Marktschwärmer und andere alternative Einkaufswege verfügbar sind (siehe Beitrag Veneziano).

8.5 Fazit und Ausblick

Doch bei aller Marktmacht der Käufer – der Glaube an die „Selbstheilungskräfte des Marktes" wird nicht ausreichen. Es ist fraglich, ob das Wechselspiel von Angebot und Nachfrage zu einem Warenfluss führen wird, der für uns in Europa oder gar aus globaler Sicht zu einem nachhaltigen Lebensmittelsektor führen wird. Das internationale System der Lebensmittelproduktion sägt immer schneller an dem Ast, auf dem wir alle sitzen und zugleich steigen die Kosten der durch Fehlernährung und Bewegungsmangel mitverursachten Krankheiten.[5] Daher darf das Thema staatlicher Interventionen in dieses System nicht Tabu sein, z. B. in Form von Steuern auf gesundheitsschädliche Lebensmittel oder die Einschränkung von Werbung für „Kinderlebensmittel". Auch müssen sich endlich die tatsächlichen Kosten der Agrarproduktion im Produktpreis widerspiegeln *(True Cost Accounting)*. Und nicht zuletzt gehören die Resort-Zuschnitte der zuständigen Ministerien auf den Prüfstand. Wenn z. B. die Zuständigkeit für die Intensivmast von Schweinen für den chinesischen Markt[6]

---

[5]Würde der Verzehr von Zucker, Salz und Fetten in Deutschland im Rahmen der offiziellen Empfehlungen liegen, ließen sich jährliche Kosten in Höhe von 16,8 Mrd. EUR allein im deutschen Gesundheitssystem einsparen 34. www.brain-biotech.de/presse/gesundheitsoekonomische-betrachtungen-ernaehrungsabhaengiger-krankheiten (Zugegriffen: 14.8.2018).

[6]Seit dem Jahr 2000 hat sich laut Fleischatlas 2018 der **Export von Fleisch**- und Milchprodukten **nach China** verdreißigfacht (Fleischatlas 2018).

im gleichen Ministerium liegt, wir die für eine präventive, gesundheitsförderliche Ernährung, sind Interessenkonflikte vorprogrammiert.

Aber nehmen wir auch die Ernährungsindustrie nicht aus der Pflicht: In der Redaktion einer Fachzeitschrift mit Ernährungsbezug gehen täglich Pressemitteilungen der Lebensmittelindustrie in 2- bis 3-stelliger Zahl ein. Neben skurrilen Scheinneuigkeiten (welche Berühmtheit gerade für welches Bier-, Wein- oder Wurst-Event gekrönt oder interviewt wurde) trifft da auch manch Falschbehauptung bzw. gezielte Fehlinformation ein. (Beispiel vegetarisches Salz) (siehe Kasten)

Pressemeldungen der Lebensmittelindustrie sind reich an ähnlichen Halbwahrheiten, Verdrehungen und schnellem Wechsel der Argumentationsweise. Mal müssen Verbraucher vor staatlicher Bevormundung geschützt werden (Ampel-Kennzeichnung, Fett- und Zuckersteuer), mal ist er der bewusste Einkaufsentscheider, mal der durch zu viel Inhaltsstoff-Information verunsicherte Zauderling, dann wieder das Süßmaul, dass den weniger süßen Joghurt im Kühlregal verschmäht. Ein Karren, vor den sich leider auch politische Entscheider spannen lassen, wenn wir an die leidige Debatte um die Zulässigkeit der Bezeichnung „vegetarisches Schnitzel vs. Leberkäse" denken, die zumindest einen Teil der Verbraucher zu dem Hashtag https://twitter.com/hashtag/wumistoppen motivierte. Andererseits ist die Industrie, ob aus Image-Gründen oder aus Überzeugung, teilweise weiter als die Politik, wie die aktuelle Debatte um die Nähwertkennzeichnung und Reformulierung von Lebensmitteln zeigt (Bergmann 2019).

Fallbeispiel gesundes Salz: Information oder Für-Dumm-Verkaufe?

Der Kochsalzkonsum der deutschen Bevölkerung liegt im Durchschnitt zu hoch. Dabei ist das Problem weniger das individuelle Nachsalzen bei Tisch oder am Herd, sondern eher der hohe Salzgehalt vieler Lebensmittel (Deutsche Gesellschaft für Ernährung 2016). Salz hat also nicht den besten Ruf, schon gar nicht bei gesundheitsbewussten Kunden. Was tut also der LM-Einzelhändler gegen stagnierenden Salzverkauf? Ganz einfach:

„… die GewürzSalz-Promotion […] sorgt für neue Absatzmöglichkeiten… Vorteilsdosen im aufmerksamkeitsstarken Design locken Impulskäufer. Durch das internationale anerkannte V-Label für vegane Produkte macht XXX (Name ist der Redaktion bekannt) auch bei einer besonders gesundheitsbewussten Zielgruppe auf sich aufmerksam. …. Verbraucher, die konsequent auf gesunde Ernährung achten, gehören zur Zielgruppe."

Dieser Originaltext einer Pressemeldung eines Kochsalz-Anbieters soll nur als Beispiel dienen. Nach ähnlichem Schema operieren zahlreiche Kampagnen z. T. offen zynisch mit dem Verbraucherwunsch nach „gesunder Ernährung".

Werbliche Marktschreierei, gezielte Fehlinformationen und durch Lobbyarbeit abgesicherte politische Gestaltungsträgheit mögen auch für andere Industriebranchen gelten. Im Falle der Lebensmittel werden wir jedoch täglich mit den Auswirkungen konfrontiert, daher hier ein paar.

8.6 Thesen und Denkanstöße zum Schluss

8.6.1 … an die Industrie

- Die industrialisierte LM-Produktion macht Nahrungsenergie – in Industrieländern – überall und jederzeit preiswert, verfügbar und i. d. R. „sicher".
- Das Thema Nachhaltigkeit wird dabei allerdings noch unzureichend berücksichtigt, sodass Ernährungssicherheit bei uns in immer stärkerem Ausmaß mit Versorgungskrisen in anderen Regionen der Erde und zukünftiger Generationen erkauft wird.
- Die gesundheitliche Relevanz von Ernährungs- und Lebensweisen ist oft nur Vehikel für industrielle Werbebotschaften und wird in der Politik oft für Scheindebatten um die Entscheidungsfreiheit der Verbraucher missbraucht.
- Die LM-Industrie und ihre Spielregeln (Rohstoffbeschaffung, Wertschöpfung, Werbung, Marktmacht, Lobbyismus) ist Teil der Industriegesellschaft. Sie ist damit nicht „besser" oder „schlechter" als andere Industriezweige; allerdings werden Fehlentwicklungen und Skandale emotionaler wahrgenommen, da wir uns die Produkte der LM-Industrie regelmäßig „einverleiben".
- Vernetzte weltweite Zusammenhänge von der Agrarproduktion über die Weiterverarbeitung bis hin zur Lagerhaltung und Vertriebslogistik sind die Grundlage industrieller LM-Produktion. Im Falle von „Lebensmittelskandalen" werden in diesem System immer wieder eklatante Mängel in der Informationspolitik und bei der Rückverfolgbarkeit von Komponenten deutlich.
- Die Verbraucher können sich nicht kollektiv den Produkten der LM-Industrie verweigern. Sie müssen Lebensmittel kaufen: Warum also der teilweise fehlende Mut und Innovationsgeist zu nachhaltigeren und gesünderen Produkten?

8.6.2 … an die Verbraucher

- Arbeitsteiligkeit, Effizienzdruck, Multioptionalität, Essen als Statussymbol bzw. Ausdruck des Lebensstils bedingen wesentlich unsere Ernährungsweise als Verbraucher.
- Je mehr wir unsere Zubereitungskompetenzen und Lebensmittelkenntnisse verlieren, desto anfälliger werden wir für die Manipulation unserer Einkaufs- und Essentscheidungen durch Werbung, Listungsverhalten der Supermärkte und fragwürdige Food-Trends („Superfoods"!).
- Die Themen Nachhaltigkeit, Tierschutz, faire Produktion und fairer Handel (das betrifft auch Subventionen und Einfuhrzölle der europäischen Agrarpolitik) spielen noch eine viel zu kleine Rolle bei den Entscheidungen am „point of Sale".
- Aussagen bei Umfragen („ich würde für umwelt-/tierfreundlich und fair produzierte Lebensmittel mehr bezahlen") spiegeln sich nicht ausreichend im Einkaufsverhalten der Gesamtbevölkerung (neue „Butterpreisrunden", Schweinefleisch zum Schnäppchenpreis).
- Den Gewinn an Zeit und Produktvielfalt durch Convenience-Produkte erkaufen wir durch den Verlust an sinnlich-sensorischen Eindrücken des Geschmacks frischer, wenig verarbeiteter regionaler und saisonaler Produkte. Hier umzusteuern, bringt neue Lebensqualität.

Literatur

Alle 50 Sekunden ein Hygienefehler. Pressemeldung des Bundesinstituts für Risikobewertung BfR. www.bfr.bund.de/de/presseinformation/2018/05/kuechenhygiene_im_scheinwerferlicht__beeinflussen_tv_kochsendungen_unser_hygieneverhalten_-203442.html. Zugegriffen: 13. Aug. 2018

Bender U (2009) Medialer Koch-Hype im Spiegel der Ernährungsbildung. Ernährungs Umschau 56(2):80–85

Bergmann K (2019) Reformulierte Lebensmittel in Deutschland. Bestandsaufnahme, Barrieren. Ernährungs Umschau 66(1):M30–M39. https://doi.org/10.4455/eu.2019.004

Deutsche Gesellschaft für Ernährung (2016) Salt intake in Germany, health consequences, and resulting recommendations for action. Ernährungs Umschau 63:62–70

Fleischatlas 2018. www.boell.de/de/2018/01/10/fleischatlas-2018-rezepte-fuer-eine-bessere-tierhaltung

Food authenticity and quality. https://ec.europa.eu/jrc/en/research-topic/food-authenticity-and-quality. Zugegriffen: 13. Aug. 2018

„Handelsmarken machen 30 Prozent des Wachstums aus." Pressemeldung „Frische Lebensmittel und Süßwaren treiben das Wachstum im Lebensmitteleinzelhandel in Westeuropa". Nielsen The Nielsen Company (Germany) GmbH. Insterburger Straße 16 60487 Frankfurt 2017 www.nielsen.de

Henry AG (2016) Evolution of the human diet. Ernährungs Umschau 63(6):130–138

Hörisch J (2017) (Ver)Speisen – Die bedeutsame Weisheit von Essen und Trinken. Kulinaristik 2017(1):36–44

Kerschke-Risch PH (2016) The ideal victims? Consumers and economically motivated food fraud. Ernährungs Umschau 64(9):192–197

Rosenstock E, Scheibner A (2016) Natur und Kultur – Motoren der menschlichen Ernährung. Ernährungs Umschau 63(6):M360–M364

Special: Alternativ Einkaufen. Ernährungs Umschau 65(4):M202–M213

Ulrich-Rückert S (2017) Herstellungsbedingte Toxine in Lebensmitteln (Foodborne Toxins). Teil 2. Ernährungs Umschau 64(4):M212–M222

Verbraucher bezahlen gerne mehr für Herkunftsinformation vom Schweinefilet. www.wur.nl/de/News/Verbraucher-bezahlen-gerne-mehr-fur-Herkunftsinformation-vom-Schweinefilet.htm. Zugegriffen: 13. Aug. 2018

Weinrich R, Overbeck C, Zühlsdorf A, Spiller A (2018) Deceptive packaging and missing ingredients: on the effect of qualifying packaging information. Ernährugs Umschau 65(7):120–125

Wiedemann P (2014) First comes eating, then comes morality? Risk communication for the food industry. Ernährungs Umschau 61(11):M616–M621

https://de.statista.com/themen/4067/lebensmittelindustrie-in-deutschland/

https://de.statista.com/statistik/daten/studie/323299/umfrage/anzahl-der-betriebe-im-lebensmittelgewerbe-in-deutschland/

https://pagecentertraining.psu.edu/public-relations-ethics/transparency/lesson-2-corporate-social-responsibility-and-regulation/coca-cola-and-global-energy-balance-network-an-example/. Zugegriffen: 13. Aug. 2018

www.finanzen.net/wirtschaftslexikon/Industrie. Zugegriffen: 2. Juli 2018

www.genesis.destatis.de/genesis/online/logon?sequenz=tabelleErgebnis&selectionname=42271-0002&zeitscheiben=3

www.moviepilot.de/news/wie-gro-ist-spider-mans-verantwortung-116676. Zugegriffen: 13. Juli 2018

www.bve-online.de/. Zugegriffen: 13. Aug. 2018

https://aok-bv.de/imperia/md/aokbv/presse/pressemitteilungen/archiv/2017/projektbericht_aok_bv_final_vorlage4.pdf. Zugegriffen: 13. Aug. 2018

www.aerzteblatt.de/nachrichten/76993/Praevention-Krankenkassen-wollen-BZgA-zurueckdraengen. Zugegriffen: 13. Aug. 2018

www.br.de/nachricht/lobbyismus-wie-die-wirtschaft-die-wissenschaft-finanziert-100.html. Zugegriffen: 13. Aug. 2018

www.esch-brand.com/glossar/consumer-confusion/. Zugegriffen: 13. Aug. 2018
www.aerzteblatt.de/archiv/70329/Was-ist-ein-Qaly. Zugegriffen: 13. Aug. 2018
www.who.int/healthinfo/global_burden_disease/metrics_daly/en/. Zugegriffen: 13. Aug. 2018
www.who.int/quantifying_ehimpacts/publications/en/9241546204chap3.pdf. Zugegriffen: 13. Aug. 2018
www.vzhh.de/themen/mogelpackungen/mogelpackung-des-jahres/mogelpackung-des-jahres-2017-ist. Zugegriffen: 13. Aug. 2018
www.foodwatch.org/de/informieren/glyphosat/goldener-windbeutel/mehr-zum-thema/2017/
www.wochenblatt.de/news-stream/pfarrkirchen-rottal-inn/artikel/104815/fluessigrauch-raeuchern-ohne-holz-taeuscht-die-verbraucher. Zugegriffen: 13. Aug. 2018
www.efsa.europa.eu/de/topics/topic/smoke-flavourings
www.bmel.de/DE/Ernaehrung/_Texte/Ernaehrungsreport2018.html. Zugegriffen: 13. Aug. 2018
www.destatis.de/DE/ZahlenFakten/GesellschaftStaat/EinkommenKonsumLebensbedingungen/Konsumausgaben/Konsumausgaben.html. Zugegriffen: 13. Aug. 2018
www.brain-biotech.de/presse/gesundheitsoekonomische-betrachtungen-ernaehrungsabhaengiger-krankheiten. Zugegriffen: 14. Aug. 2018

Dr. Udo Maid-Kohnert ist promovierter Biologie mit Schwerpunkt Physiologie und Molekularbiologie. Zum Journalismus kam er über ein Fachvolontariat und die Mitarbeit bei verschiedenen Zeitschriften.

1998 gründete er das Dienstleistungsunternehmen mpm Fachmedien, das Projekte für Fachverlage und -Institutionen konzipiert sowie redaktionell und in der Produktion betreut. Seit vielen Jahren ist er Redaktionsleiter der Ernährungs Umschau, der auflagenstärksten Abo-Fachzeitschrift für Ernährungsfachkräfte im deutschsprachigen Raum.

Das Rollenverhalten, standardisierte Schuldzuweisungen der verschiedenen Akteure des Ernährungssektors und den z. T. „selektiv-kreative Umgang" mit Erkenntnissen aus Ernährungsforschung und -beratung greift er zusammen mit anderen AutorInnen dort auch in der Rubrik „Zu guter letzt/Nachschlag" auf.

9

Negativbeschreibungen der Ernährungsindustrie zwischen Ideologisierung und chiffrierter Kulturkritik

Jan Grossarth

Die ökologischen Krisen, die infolge der agrarischen Industrialisierung entstanden sind, wurden nicht selten beschrieben und sind zahlreich. Sie reichen von Nitrat- und Nitritbelastungen des Wassers über die Bodenerosion bis hin zur Klimagasproblematik durch die Rindermast; auch die schwindende Fähigkeit der zunehmend degradierten Böden, Kohlenstoff zu binden, gehört hinzu. Während die wissenschaftlichen Disziplinen, etwa die Gewässer-, Boden- oder Klimawissenschaften, ihre jeweiligen Fachtermini zur Beschreibung, Benennung und Erfassung der Schadwirkungen haben, bedienen sich Bürger, Politiker, Medien und Publizisten im Krisendiskurs einer Sprechweise, mit der sich Brücken vom individuellen Erfahrungsschatz über kollektive kulturelle Erinnerungen hin in den Erkenntnisraum der Fachwissenschaften schlagen lassen. Solche negativen Metaphern sind in den vergangenen Jahrzehnten, letztlich schon seit Beginn der agrarischen Industrialisierung in den 1850er Jahren, entstanden. Diejenigen, die schon lange genutzt werden, haben sich über die Zeit in ihrer Bedeutung gewandelt.

Beispiele sind die Pestizide, die Mensch und Tier „vergiften", das gestörte „ökologische Gleichgewicht", die „Stoffwechselstörung" von Stadt und Land, die „erschöpften" Böden, die „Ackergift", „Mutter Erde", das Waldsterben oder der „chemische Tod", schließlich unser „Krieg gegen die

---

J. Grossarth (✉)
Frankfurt am Main, Deutschland
E-Mail: jagr@jan-grossarth.de

Natur".[1] In solchen Metaphern der ökologischen Krisenpublizistik lassen sich sowohl chiffrierte oder explizite Kulturkritik, als auch naturwissenschaftlich nachweisbare ökologische Krisenbeschreibungen finden; schließlich aber auch ideologische Zugänge.

9.1 Ideologisierung und Kulturkritik

Dabei ist unter Ideologie ein Glaubenssystem oder eine Weltanschauung zu verstehen, die sich vor Korrekturen durch widersprechende Beobachtungen verschließt. Im Sinne des französischen Philosophen Louis Althusser ist die Ideologie ein oft *bildlich* vermitteltes, wertebasiertes Sich-In-Beziehung-Setzen zur Umwelt, oder: „Ideology represents the imaginary relationship of individuals to their real conditions of existence."[2]

Kulturkritik hingegen „dient oft als vager Sammelbegriff für Verlustgeschichten und Pathologiebefunde, die sich gegen die eigene Zeit unter Berufung auf bessere Zeiten richten", heißt es bei Georg Bollenbeck, „sie ist ein weites Feld mit unklaren Grenzen".[3] Klarer eingegrenzt wird das Feld hier durch das Bezugnehmen auf das Themenfeld der Ernährung und Landwirtschaft. Die Kulturkritik setzt diesbezüglich an den Diskursen an, die einen Verantwortungs- und Beziehungsverlust des Menschen zu den Gegenständen seiner Arbeit durch die Spezialisierung (Arbeitsteilung), Technisierung und Rationalisierung der Arbeit beklagen oder bemängeln. In diesem Sinne unterliegt natürlich auch die Nahrungs- und Lebensmittelerzeugung Industrialisierungsprozessen.

9.2 Relevanz der Fragestellung

Die Lebensmittelindustrie oder der agrar-industrielle Komplex sind stark miteinander verzahnte Liefer- und Produktionsketten – angefangen von den Dünger- und Agrarchemiekonzernen und Saatgutkonzernen, über die immer stärker spezialisierten und in der Größe stetig wachsenden Landwirtschaftsbetriebe, die Händler und Handelskonzerne, über die Rohstoffbörsen,

---

[1] Siehe: Grossarth, Jan (2018), Die Vergiftung der Erde, Metaphern und Symbole agrarpolitischer Diskurse seit Beginn der Industrialisierung, Frankfurt/New York. Hierauf bezieht sich ein großer Teil der Ausführungen in diesem Aufsatz.
[2] Althusser (Althusser 2012, S. 100–140 und 123).
[3] Bollenbeck (2007, S. 7).

die industriellen Verarbeiter, die Zwischen- oder Endprodukte fertigen, bis schließlich zu den Handelsketten. Der hohe Grad an wechselseitigen Abhängigkeiten, an betriebswirtschaftlich begründetem Handlungsdruck auf allen Ebenen und ebenfalls an eher technischen Zugängen zum Sujet der Lebensmittelherstellung kollidiert mit lebensweltlichen und kulturellen Zugängen interessierter Bürger, die sich etwa gerade deswegen mit Landwirtschaft und Ernährung befassen, weil diese Felder Freiheits-, Entschleunigungs- oder Emanzipationsversprechen bereithalten (vermittelt etwa in Ideen von bäuerlicher Landwirtschaft, „friedfertiger Landwirtschaft" – so das Werbeversprechen der kleinen, süddeutschen Lebensmittelkette „Lebe Gesund" –, veganer Ernährung oder auch holistischen Ideen von biodynamischer Landwirtschaft und reformierter Ernährung als einem umfassenden Heilsprojekt).

Aber nicht immer, wenn in kritischer Weise von der Lebensmittelindustrie die Rede ist, geht es um umfassende und radikale Kritik. Oft sind auch nur Rezepturen das Thema, indem die Industrie als Verführer zum Fettigen, Süßen und Salzigen erklärt wird, etwa in den Verbraucherschutzdiskursen von Organisationen wie Foodwatch, der es um Täuschung, Rezepturen, Nährwert- und Herkunftsangaben geht.

Über die Lebensmittelindustrie wird, auf die eine oder andere Weise, letztlich seit ihrer Begründung, seit ihren Anfängen im frühen 19. Jahrhundert, auf vielfältige Weise geringschätzend, abwehrend, abwertend gesprochen und geschrieben. Beispiele aus jüngster Vergangenheit, die ich in meiner Dissertation über die Vergiftungs-Metaphern der agrarkritischen Diskurse publiziert habe, sind etwa Darstellungen auf Magazintitel, welche die Ernährungsindustrie als Verführerin darstellen, angereichert mit der christlich-jüdischen Symbolik einer Schlange und der Frucht vom Baum der Erkenntnis;[4] des Weiteren auch Dokumentarfilm- oder Magazintitel, welche die Lebensmittelindustrie als Vergifterin darstellen.[5] Solche bildlichen und bildsprachlichen Assoziationen mit dem Tod, dem Gift und dem Bösen reichen letztlich auf das erste verbraucherpolitische Werk des Autors Friedrich

---

[4]Forum Nachhaltig Wirtschaften (2013).
[5]Etwa: Ernst, Andrea/Langbein, Kurt/Weiss, Hans (1986), Gift, Grün: Chemie in der Landwirtschaft und ihre Folgen, Köln. Oder: Rauch-Petz, Gisela (1996), Gesunde Nahrung ohne Gift, Ulm? Auch: Fuchs, Richard (2006) (Hg.), Agro-Gentechnik: Die Saat des Bösen. Die schleichende Vergiftung von Böden und Nahrung, Lahnstein. Ferner: Oberbeil, Klaus (2011), Die tägliche Dosis Gift. Warum fast alles, was wir berühren, essen oder einatmen, chemisch belastet ist, München. Weitere Beispiele sind: Mutter, Joachim (2012), Lass dich nicht vergiften! Warum uns Schadstoffe chronisch krank machen und wie wir ihnen entkommen, Hamburg?, oder: Venesson, Juliaen (2014), Wie der Weizen uns vergiftet, Der Ratgeber für Glutensensitive, Riva.

Accum im Jahr 1822 zurück.[6] Hier liegt der Zusammenhang zum Themenkomplex der Ideologien auf der Hand.

An entsprechenden Magazintiteln ist die Presselandschaft der vergangenen Jahrzehnte bis in die Gegenwart reich; die Nachrichtenseiten im Internet sind es nicht weniger. Der Spiegel titelte 2013: „Das Schweinesystem", das Magazin „Forum" illustriert eine Titelgeschichte über die „Food-Industrie" mit einer Schlange und einem Giftapfel, das Sachbuch „Tödliche Ernte" ist mit einem zum Totenkopf verkrüppelten Apfel am Ast illustriert, die DVD zum Film „Unser täglich Gift" mit einer ungenießbaren Tomate.[7] „Der Spiegel" titelt (2012): *Droge Zucker* – Die gefährliche Sucht nach Süßem", und 2013: „Die Suchtmacher – Fettig, salzig, süß: Wie Lebensmittelkonzerne uns verführen".[8] Buchtitel wie Hans-Ulrich Grimms „Garantiert gesundheitsgefährdend: Wie uns die *Zuckermafia* krank macht"[9] und viele vergleichbare erscheinen. Die Akzentuierung von holistischen Vergiftungssemantiken zur themenzentrierten Skandalisierung und Thematisierung zeigt sich beispielsweise bei dem Buchautor Hans Ulrich Grimm. Der frühere „Spiegel"-Journalist ist Autor zahlreicher Bücher, die „Gift", Krankheit oder Lüge im Titel tragen: „Die Ernährungsfalle" (2010), „Tödliche Hamburger" (2010), „Die Ernährungslüge" (2011), „Wie uns die Zuckermafia krank macht" (2013), „Wie uns die Industrie mit Gesundheitsnahrung krank macht" (ebenfalls 2013), „Junk Food – Krank Food" (2014), „Die Fleischlüge – Wie uns die Tierindustrie krank macht" (2016). In überarbeiteter Auflage erscheinen 2015 jeweils neu Grimms Werke „Die Suppe lügt" und „Die Kalorienlüge". Ein frühes Werk aus dem Jahr 2001 enthielt die Teufelsmetapher im Titel: „Aus Teufels Topf – Die neuen Risiken beim Essen."

Gegenstand dieses Beitrags sind nicht nur solche textuellen Einzelbeispiele der Kategorien „Ideologisierung" oder „Skandalisierung", die hermeneutisch untersucht und in ihrem historischen Wandel eingeordnet würden. Das ist auch an anderer Stelle ausführlich geschehen.[10] Es ist hier über die Ideologie- und Medienkritik hinaus die Frage zu klären, inwieweit – selbst auf den ersten Blick drastische und ideologie-verdächtige Negativmetaphern – auch einen erhellenden, das heißt hinsichtlich einer kritischen

---

[6]Accum (1822, S. 1 ff.).
[7]Der Spiegel (2013), Das Schweinesystem, H. 43, Titelseite. Robin, Marie-Monique (2010), Unser täglich Gift, Fernsehfilm/Titel der DVD. Rickelmann, Richard (2012), Tödliche Ernte, Wie uns das Agrar- und Lebensmittelkartell vergiftet, Berlin.
[8]Der Spiegel (2012, S. 1).
[9]Grimm (2013).
[10]Grossarth, Jan (2018).

Aussageabsicht Verständnis bringenden Mehrwert in den Diskurs einbringen können. Und auch, inwieweit sie andererseits Klarheit rauben, dramatisieren, skandalisieren, vielleicht sogar aufhetzen, Protest anheizen und, wenn die Urheber Verlage oder Nichtregierungsorganisationen sind, somit auch eigenen finanziellen oder machtpolitischen Interessen dienen. Dies alles aber lässt sich nur an Fallbeispielen diskutieren.

9.3 Die Metapher und der demokratische Diskurs

Es ist vorher angemessen, mit einigen grundsätzlichen Abstraktionen zu beginnen. Ein besonders interessantes Mittel der Negativ- oder Krisenbeschreibungen ist die Metapher schließlich. Sie ist in der interpersonellen, interkulturellen oder auch öffentlich-politischen Kommunikation von entscheidender Bedeutung, was spätestens seit dem neueren Hype über das (metaphorische) politische „Framing" durch Elisabeth Wehling in Deutschland auch Gegenstand populärer Sachbücher ist. Über Leitmetaphern erfährt man bei dem Kulturwissenschaftler Alexander Friedrich, sie hätten eine „epistemische" und auch „kulturelle Leitfunktion für die Wissensorganisation und Handlungskoordination einer bestimmten historischen Formation oder Epoche".[11] Sie hätten, heißt es weiter und einschlägig für die Fragestellung dieses Aufsatzes, einerseits „ideologischen Charakter", nämlich in der Formulierung „präskriptive[r] Dimension", andererseits auch ihren „deskriptiven Wert". Genau diese Unterscheidung, ob dies nun Leit- oder sonstige Metaphern oder Symboliken in den auf Lebensmittelkonzerne oder das Ernährungssystem bezogene Schilderungen sind, trägt für diese Untersuchung.

Metaphern sind politisch von hoher Relevanz, und da sie Lebenswelten und Expertenwelten verbinden, wäre eine metaphernfeindliche (technokratische) politische Kultur auch geradezu antidemokratisch. Die menschliche Sprache wie auch das Denken sind metaphorisch strukturiert. Hinter behaupteter Rationalität steht oft imaginative Rationalität; der kultursemiotische Ansatz der Kulturwissenschaften setzt hier an. Die Definition der Metapher lautet bei den Linguisten Lakoff und Johnson: *Übertragung*

---

[11]Friedrich (2015, S. 40 f.).

einer Kategorie von einem Quell- auf einen Zielbereich,[12] oder „cross domain mapping", also eine verschiedene semantische Ebenen verknüpfende Zuordnung.[13] Gehe es aber um *Gefühle oder Abstraktionen,* sei „metaphorisches Verstehen die Norm", heißt es hier.[14] Lakoff sagt an anderer Stelle mit Verweis auf Experimente der neueren Hirnforschung, „Metaphern sind physisch im Gehirn vorhanden […] je häufiger eine Verknüpfung aktiviert wird, desto stärker wird die neuronale Verbindung zweier Ideen",[15] und: „Kulturelle Unterschiede in Metaphern bedeuten physische Unterschiede in den Gehirnen."[16] Metaphern fokussieren einerseits auf Problemfelder, sie sind überhaupt das Mittel, das die wissenschaftlichen oder technischen Expertendiskurse mit den politischen und gesellschaftlichen Diskursen verknüpft. Die Ingenieure und Fachwissenschaftler müssen sich gewissermaßen dem metaphorischen Blick von außen aussetzen. Und sie müssen, so ein demokratisches Verständnis, Metaphern auch ertragen, auch wenn sie – in einem für Spezialisten oft nicht erträglichem Maß – Komplexität reduzierend und auch somit politisch handlungsanleitend wirken.

Und hier liegt eben zugleich auch eine Gefahr: in der Komplexität reduzierenden Eigenschaft der politischen Metapher. Sie verdeckt immer auch Aspekte der Wirklichkeit. Lenken die handlungswirksamen Leitmetaphern – zum Beispiel: „Energiewende", „Ernährungswende" – die Gesellschaft in eine in allen Konsequenzen gewünschte und umsetzbare Richtung? Somit ist die diskursive Gegenattacke auf Metaphern notwendiger Bestandteil des Diskurses.

Alle abstrakten Kategorien – zum Beispiel Stift, Geld oder Kredit, oder auch: Industrie, Ernährung, Agrar, Food – sind nach diesem Metaphernverständnis der kognitiven Linguistik mit Bildern „gefüllt", die Wurzeln unseres Verständnisses liegen mithin in der menschlichen Erfahrungs- und Lebenswelt. Die einschlägigen Autoren sprechen von *„imaginativer Rationalität".*[17] Der Begriff der bildlichen Rationalität deutet zugleich eine positive Wertung der Metapher an: Für die Autoren ist sie mithin nicht nur – wie fast hundert Jahre zuvor bei Ludwig Wittgenstein – ein „Gefängnis" des Denkens oder ein Einfallstor für Irrationalität, sondern eben eine *andere,* bildliche

---

[12]Lakoff und Johanson (1980, S. 235).
[13]Siehe zur Einordnung etwa: Kurz, Gerhard (2004), Metapher, Allegorie, Symbol, Göttingen, S. 5: „Metapher und Symbol sind Bindeelemente klassischer Texte".
[14]Lakoff und Johanson, S. 205.
[15]Lakoff und Wehling (2008, S. 17 f.).
[16]Ebd., S. 27.
[17]Ebd., S. 231–235.

Form der Rationalität. Sie bringt Bilder aus der menschlichen Erfahrungs- und Lebenswelt in den Diskurs ein. Daher erlaubt sie es, abstrakte und uns direkt oder in ihren Zusammenhängen nicht sicht- oder beobachtbare, somit schwer fassbare Dinge zu *verstehen*. Die Kategorie des Klimawandels, der „ökologischen Katastrophe", wäre hier einschlägig, ebenso die „Nitratverseuchung" des Bodens, die sich durchaus als Vergiftung des Bodens begreifen lässt, zumal sie Schadwirkungen auf das Boden- und Pflanzenleben hat.

9.4 Schuldzuweisung, Stigmawort oder bildliche Rationalität?

Das Spektrum reicht also von präskriptiven Schuldzuweisungen und Stigmawörtern, die dem leicht durchschaubaren Bemühen um Diskursmacht geschuldet sind, bis hin zu in Beziehung zur individuellen wie kollektiven menschlichen Erfahrungswelt setzenden Metaphern.

Ein Beispiel für Schuldzuweisungen lieferte etwa die tierethisch orientierte „Albert-Schweizer-Stiftung für unsere Mitwelt". Sie verschickte am 16. März 2015 eine Pressemeldung, die auf ein anonymes Interview hinweist, das die Stiftung mit einer ehemaligen Schlachthofmitarbeiterin geführt habe. Und der E-Mail hing eine Datei mit dem Namen „Exklusiver Einblick in die Hölle_ Der ASS Schlachthöfereport.pdf".[18] Die Stigmatisierung des Unerwünschten als „Hölle" erfolgt hier zwar nicht „präskriptiv", sondern beobachtungsbasiert. Jedoch erschließt sich in der religiösen Verdammnis-Metapher eine maximale Negativsemantik, in den Leser absolute Kategorien führt und nachvollziehbaren erfahrungsweltlichen Bezügen ermangelt.

Viele Sachbücher der vergangenen Jahrzehnte bieten einschlägiges Quellenmaterial. Die Vergiftungssemantik steht dabei sogar manchmal in antisemitischer Tradition. In solchen Anlehnungen wird die Vergiftung der Erde oder Umwelt auch im Titel ernährungsthematischer Sachbücher vor allem in den Kriegs- und Nachkriegsjahren mehrfach verwendet. Ein Beispiel ist Elisabeth Tornow,[19] ein weiteres der Pharmawissenschaftler Fritz Eichholtz,[20] ein drittes Günther Schwab. Im völkischen Diskursrahmen

---

[18]Albert-Schweizer-Stiftung (2015).
[19]Siehe: Tornow (1952).
[20]Vgl. Eichholtz, Fritz (1941), Die Pharmakologie im Dienste der Gesundheitsverwaltung des Reiches, Rede auf Eugen Rost anläßl. S. 70. Geburtstages, Berlin. Vgl. zu Eichholtz auch: Fritzen, Florentine (2006), S. 260 f.

wird der Bauer zum Beispiel zum allegorischen Bild der Unabhängigkeit vom Markt, Kapitalismus, vom „Modernisierungszwang". Das Bäuerliche als Element kultureller Selbstbeschreibungen oder Abgrenzungen hat eine lange Geschichte.[21] Der russische Agronom Alexander Wassiljewitsch Tschajanow identifizierte in Schriften wie „Die Lehre von der bäuerlichen Wirtschaft" („The Theory of Peasant Economy") die bäuerliche Familie in diesem Sinne etwa als wesentlich verschieden von anderen Berufsgruppen.[22] Auch ist der Bauer zentraler Gegenstand früherer Volkskunde.[23] In der völkischen und auch allgemeiner deutschen Ideengeschichte gibt es eine Tradition der Befassung mit dem Bauern. Wilhelm Heinrich Riehl etwa, der das Fach Volkskunde in Deutschland mitbegründet hat, befasst sich mit der bäuerlichen Kultur[24] und idealisiert den Bauern als tüchtigen, stolzen „Kraftquell", der wiederum ganz resistent gegenüber kapitalistischen Versuchungen sei.[25] Hier wird das Bild vom Bauern zur Dekoration national identitätsstiftender (gegen Frankreich) und antikapitalistischer und antiurbaner Ressentiments („Pariser Stadtfaulenzer", „windig"). Auch von der völkischen Bewegung des frühen 20. Jahrhunderts, etwa der Siedlerbewegung der Artamanen, wird der Bauer wiederentdeckt. In Romanen wie Ernst Wiecherts „Das einfache Leben" wird er in romantisch-verklärten Schilderungen zum Motiv eskapistischer Literatur.[26] Hier ergeben sich Anknüpfungspunkte zur Abgrenzung vom Industriekapitalismus im Allgemeinen und der Nahrungsindustrie im Speziellen.

Organische Metaphorik, von Gesundheit und Krankheit, können in ihrer binären Ordnung und ordnungs- wie normenkonstruierenden Funktion als besonders geeignet erscheinen für ideologische Verwendung. Organische Metaphern einer gesunden, heilen Mensch-Natur-Ordnung zählen hinzu,

---

[21]Vgl. Kohlmann und Müller (1978).

[22]Tschajanow (1923).

[23]Vgl. etwa: Weber-Kellermann, Ingeborg/Bimmer, Andreas C./Becker, Siegfried (2003), Einführung in die Volkskunde/Europäische Ethnologie, 3. Aufl., Stuttgart, darin S. 50 ff. und S. 124 f. Vgl. auch: Konersmann, Frank (2012), Auf der Suche nach „Bauern", „Bauernschaft" und „Bauernstand". Hypothesen zur historischen Semantik bäuerlicher Agrarproduzenten (15.–19. Jahrhundert), in: Münkel, Daniela/Uekötter, Frank (Hg.), Das Bild des Bauern. Selbst- und Fremdwahrnehmungen vom Mittelalter bis ins 21. Jahrhundert, Göttingen, S. 76 ff.

[24]Etwa in: Riehl, Wilhelm Heinrich (1853), Land und Leute, Naturgeschichte eines Volkes als Grundlage einer deutschen Socialpolitik, Band 1. Vgl. etwa Altenbockum, Jasper von (1994), Wilhelm Heinrich Riehl, Münster.

[25]Riehl (1866, S. 57 f.).

[26]Wiechert (2002).

die „Verbundenheit allen Lebens".[27] Solche Metaphern sind aber, ebenso wie die antisemitisch konnotierten, keine häufigen Redeweisen der Gegenwartsdiskurse. Sie sind im geistigen Umfeld der Naturschutzbewegung des späten 19. und frühen 20. Jahrhunderts – etwa in Autoren der Lebensreform wie Ludwig Klages[28] – oder Schriftstellern, die lebensreformerischen Jugendbewegungen zuzurechnen waren. Viele Naturschutzverbände verstanden sich auch als bürgerliche Heimatschutz verbände, die im Sinne nationaler Identitätsstiftung gegen „den zerstörerischen Einfluss des Industriekapitalismus" protestierten, so der Umwelthistoriker Frank Uekötter.[29]

9.5 Von der Organik zur Kriegs-Metaphorik

Für die Autoren ab den 1960er Jahren aber, die der modernen Umwelt(schutz)bewegung zugerechnet werden, sind mechanische Metaphern vom verlorenen Gleichgewicht, einem Krieg oder Kampf gegen die Natur (stilprägend war Rachel Carson) oder derer Zerstörung stilprägend. In diesem Kontext wird auch die Nahrungsindustrie Gegenstand der metaphorisch artikulierten Kritik. Fortan weitet sich der Kreis der Schutzobjekte auf die Dritte Welt, den globalen Süden, Kleinbauern aus, auch auf das Weltklima. Die geläufige Metapher des gestörten Stoffwechsels zwischen Mensch und Natur geht ihrerseits schon auf Marx zurück. In dessen Schriften findet sich immer wieder der Begriff vom Stoffwechsel der Natur.[30] Analog zur wissenschaftlichen Disziplin der Ökotoxikologie bildet sich ab den 1970er Jahren die Disziplin der Agrarökologie heraus. Sie steht für zwei perspektivische Weiterungen: erstens die auf Ökosysteme, zweitens die kulturelle. Jedoch wird sie bis in die Gegenwart institutionell, zumindest in Deutschland, rein naturwissenschaftlich als Ökosystemwissenschaft gelehrt. Die „kulturkritische" Agrarökologie bleibt eine akademische Außenseiterdisziplin, beschreibt aber eine in politisch aktiven Gruppen verbreitete Sichtweise. Organische Metaphorik findet sich etwa in James Lovelocks Gaia-Schriften.[31]

---

[27]Vgl. Morgenthaler, Erwin (2000, S. 128).
[28]Klages (2013).
[29]Blackbourn, David (2003, S. 66).
[30]Vgl. etwa: Foster, John Bellamy (2010).
[31]Vgl. Friedrich (2018).

9.6 Linke Kulturkritik

Aber auch manche ökopublizistischen Metaphern der 1980er Jahre nehmen Anleihe an der Romantik und organischen Ganzheitsvorstellungen; Metaphern der Kälte wie von der „gefrorene[n] Rationalität des Systems"[32] seien nicht nur in den 1980er Jahren, sondern bereits in der Weimarer Republik als Negativkennzeichnungen des demokratischen Systems verwendet worden, wohingegen als Gegenentwurf die Wärme der Volksgemeinschaft propagiert worden sei.[33] In der studentischen oder alternativen Kommune habe die Gemeinschaft „Nestwärme" versprochen, „Gefühlswärme" oder einfach „'ne bestimmte Wärme".[34] Die Anknüpfungspunkte zum Ökolandbau und zu agrarpolitischen Themen sind naheliegend. Es ist ein Selbstfindungsbemühen in Abgrenzung zum bürgerlichen „Spießer", der als stetige Kontrastfolie gilt. Romantische Ideen von Empfindsamkeit, Authentizität und der Suche nach der „inneren Natur" frei nach dem französischen Philosophen Jean-Jaques Rousseau sind verbreitet.[35] Die Negativfolie, vor der all diese Bilder wirken können, ist die eines kalten, entfremdenden Industriekapitalismus. In diesem Sinne fließen ab den 1970er Jahren auch indisch inspirierte Natürlichkeitsideale der Ernährung in einschlägige Schriften ein. Im indischen Denken gibt es eine Traditionslinie, die Gift als Symbol für Abhängigkeit vom Irdischen infolge eines falschen Bewusstseins ausmacht. Diese wurde von Teilen der ökologischen Bewegung aufgegriffen.[36] Dazu zählt die Idee einer gewaltlosen Mensch-Natur-Beziehung.[37] Hier kommen religiös geprägte Vorstellungen und explizite Kulturkritik zusammen. Der holistische Ansatz spiegelt sich etwa in diesem Zitat des Publizisten Franz Alt wider: „BSE ist in der Gesamtwirtschaft. BSE ist überall. Der Rinderwahn ist ein Fanal für eine Wirtschaftsweise."[38] Moralische Elemente fliegen etwa in diesem Zitat aus dem Jahr 2011 aus der „Zeit" ein: „*Maßlosigkeit vergiftet* unsere Lebensmittel", titelt die Zeitung.[39] Sie bringt in diesem Text eine kritische Gesamtschau der Lebensmittel- und Agrarindustrie, die zwar nicht mehr den apokalyptischen Ton der siebziger- und achtziger Jahre hat.

---

[32]Ebd., S. 191.
[33]Ebd., S. 190.
[34]Ebd., S. 197.
[35]Ebd., S. 62.
[36]Vgl. Bäumer (2003, S. 334).
[37]Vgl. Maithrimurthi (1999, S. 184).
[38]Alt (2002, S. 140).
[39]Die Zeit (2011).

Es klingt ein Bedauern an, auch eine Ohnmacht gegenüber dieser Industrie: „Die Industrialisierung der Nahrung hat ein Ausmaß angenommen, dass der Überblick fast unmöglich scheint."

Gegenwärtig und nach der Finanzkrise von 2008 finden sich in den Quellen wieder deutlich kulturkritische Bezüge, die mitunter Charakter des Utopischen annehmen. Als Beispiel können Harald Welzer sowie Niko Paech gelten, beide gelten als Autoren der Postwachstumsbewegung. Ihre Werke heißen „Wege aus der Wachstumsgesellschaft"[40] oder – die linke politische Semantik der Befreiung aufgreifend – *„Befreiung vom Überfluss".*[41] Der Kulturanthropologe Gunther Hirschfelder vertritt nicht auf diese bezogenen, sondern allgemein die Auffassung, dass in den 2010er Jahren eine *Ideologisierung der Ernährung* an die Stelle der Skandalisierung – der als „postideologisch" bezeichneten 1990er und 2000er Jahre – getreten sei;[42] der Soziologe Simon Reitmeier verwendet den Begriff ebenfalls, wendet ihn bezogen auf gegenwärtige Entwicklungen aber zur *Moralisierung der Ernährung.*[43]

Züge politischer Heilslehren oder des radikalen Kampfes tragen die Aktionen von Bürgergruppen gegen den später vom deutschen Chemiekonzern Bayer übernommenen und damals noch amerikanischen Saatgut- und Gentechnikkonzern Monsanto, der des „Ökozids" beschuldigt wird.[44] Die Anklage der Aktivisten lautet auf „Verbrechen gegen die Menschlichkeit". Die Aktivisten schreiben den Konzern mit Dollarzeichen statt des mittleren „s" – „Mon$anto". Sie erklären die Aktion so: „Monsanto betreibt und fördert ein Modell der industriellen Landwirtschaft, das weltweit zu Umweltverschmutzung, Zerstörung und Hunger führt." Der vielfach begründbare Protest gegen die Agrarindustrialisierung wird hier am Beispiel eines konkreten Konzerns in einer hoch verbildlichten, wertebasierten und kämpferisch ablehnenden Haltung artikuliert. Sich gegenüber sieht man das „Verbrechen", Geldgier („$") und ein Vernichtungswerk („Ökozid"). Hier stehen die Motive, ein eindeutiges Feindbild zu skizzieren, und weniger eine Umwelt-Tragödie mit lebensweltlich eindrucksvollen Bildern zu verdeutlichen, eindeutig im Zentrum des politischen Prostest. Zur Entgiftung bietet

---

[40]Welzer und Giesecke (2014).
[41]Paech (2012).
[42]Etwa: Stuttgarter Nachrichten (2017).
[43]Reitmeier (2013, S. 263–277).
[44]Frankfurter Allgemeine Zeitung (2016, S. 20).

sich nicht nur der politische Protest an, sondern auch die Trend-Diäten mit dem metaphorischen Titel „Detox".

Die Philosophin Vinciane Despret liefert hingegen mit folgendem Zitat ein Beispiel für einen kulturkritischen metaphorischen Zugang. Sie sagt über die moderne Rinderzucht: „Die künstliche Besamung ist das Ende der Landwirtschaft, für die Tiere Lebewesen waren, und nicht instrumentalisierte Gensequenzen. Die Tiere werden zu Maschinen, die weitere Maschinen erzeugen. Das bedeutet auch, dass sie keine Beziehung mehr zueinander haben."[45] Hier geht es um die Benennung und Verdeutlichung eines als befremdlich empfundenen instrumentellen Zugangs zum Leben, um eine Kritik an der Verdinglichung der Existenz – solche Kulturkritik steht in der Tradition von Herbert Marcuse, der von instrumenteller Vernunft sprach. Die Metaphorik vom Tier als Maschine steht im Bezugsrahmen des Verlustes des Sinnlichen und ist ihrerseits kein weiteres Beispiel für – wie Christoph Klotter meinte – ein Wiederaufkeimen romantischer oder gnostischer Ideen im aktuellen Agrardiskurs.[46]

9.7 Müll, Ausbeutung, Sinnlichkeits-Verlust und Öko-Helden

Eine weitere Ebene der ökologischen Metaphorik leistet eine Verdeutlichung eines Verlustes von Landschaft und ökologischer Vielfalt. Schon im Jahr 1969 etwa ist ein Fischsterben im Rhein infolge eines Chemieunfalls Thema („So vergiften wir unsere Welt").[47] Und auch die Ausbeutungen der Natur sind Gegenstand der Kritik: Das waren zunächst die von Kalisalpeter oder Natronsalpeter in Südamerika im 19. und frühen 20. Jahrhundert, später von Erdöl und Erdgas für die Stickstoffdüngerherstellung, dann die von Phosphor und Kali aus dem Bergbau; all diese führten zu Umweltschäden und standen oft im Zusammenhang mit der europäischen Kolonialgeschichte.[48] So auch das Guano, dessen Abbau-Historie schon

---

[45]Arte (2016).
[46]Klotter (2014, S. 83 ff.).
[47]Die Zeit (1969).
[48]Vgl. Vogel, Jakob (2008), Ein schillerndes Kristall, Eine Wissensgeschichte des Salzes zwischen Früher Neuzeit und Moderne, Köln/Weimar/Wien, S. 369–384. Cushman, Gregory T. (2013), Guano and the Opening of the Pacific World, Cambridge, S. 50 ff. Vgl. auch: Bajohr, Stefan (2014), Kleine Weltgeschichte des demokratischen Zeitalters, Wiesbaden, S. 51 f. und S. 224.

zeitgenössisch Thema kulturkritischer Betrachtung war: „Guano's historical significance was as much cultural as it was ecological and economic", schreibt der amerikanische Umwelthistoriker Gregory Cushman, es habe den Weg geebnet „for the eventual triumph of input-intensive farming practices based on one-way patterns of production, consumption and waste".[49]

Überhaupt hat die amerikanische Ökopublizistik deutlicher als die deutsche einen kulturkritischen Fokus. Davon zeugt schon der Untertitel einer Essay-Sammlung von Wendell Berry: „Essays zu Kultur und Agrikultur".[50] Hierin ist etwa die Forderung festgehalten, „dass wir zunächst einmal jenen ökonomischen Brutalismus beenden, der sie [die ökologische Krise] überhaupt erst verursacht hat. Für diesen Brutalismus stehen heutzutage vor allem die multinationalen Konzerne, *deren Geist* [Kursivsetzung J.G.] unsere ganze Wirtschaftsordnung durchdringt."[51]

Solche Krisen verlangen nach Helden, ökologischen Helden. In diesem Sinne nennt sich eine große Verbrauchermesse für nachhaltigen Konsum „Heldenmarkt".[52] Der Begriff verweist auf selbstlose, leidenschaftliche Rettung; *Heros* ist offensichtlich auch etymologisch dem *Eros* nahe. Somit ist die ökologische Kulturkritik in manchen Fällen auch ein Ruf nach Erotik. Nicht ohne Grund reist der kulturkritische Gegenwartsphilosoph Byung-Chul Han, nachdem er in vorherigen Büchern den Verlust des Eros des kapitalistischen Gegenwartsmenschen beschrieben hatte, in seinem Werk von 2018 in den Garten. Es beginnt mit den Worten: „Eines Tages spürte ich eine tiefe Sehnsucht, ja ein akutes Bedürfnis, der Erde nahe zu sein. So habe ich den Entschluss gefasst, täglich zu gärtnern."

9.8 Fazit

In den zahlreichen kritischen Schilderungen, Charakterisierungen oder Skandalisierungen der Lebensmittelindustrie sind Metaphern tragende Säulen. Ob gezielt verwendet oder eher im Ausfluss kulturell tradierter Diktion, lenkt ihre Verwendung den Fokus auf eindeutig negative Aspekte. Dies geschieht auf Kosten abwägender Reflexion der Werturteile und

---

[49]Cushman (2013, S. 51 f.).
[50]Berry (2018).
[51]Ebd., S. 121.
[52]www.heldenmarkt.de

von Benennungen auch der Argumente, die für eine zunehmend industrialisierte Food-Wertschöpfungskette sprechen (ggf. höhere Produktivität, Effizienz, Steuerbarkeit ökologischer Auswirkungen, standardisierte Produktqualität). Die Metaphernanalyse verdeutlicht Anknüpfungspunkte zum Themenfeld der politischen Ideologien. Gemeint ist damit eine bildlich vermittelte, wertegebundene, aber dabei von den realen Lebensumständen stark abstrahierte, gewissermaßen absolutierte, Beziehung des Menschen zur Umwelt. Dafür wäre eine Aussage wie „die Food-Industrie vergiftet Böden und Erde" ein ebenso geeignetes Beispiel wie etwa: „Die Bourgeoisie unterdrückt die Arbeiterklasse". Für solche Abgrenzungen von unerwünschten Eigenschaften oder „Nicht-Werten" wie Kälte, Geldgier oder der Hegemonie des Monetären finden sich seit Jahrzehnten viele Beispiele in Zeitschriften, Sachbüchern und Internetquellen. Da gerade die kulturell tradierten Ideen oder gar Idealbilder einer sauberen, naturnahen, tierfreundlichen oder „sanften" Landwirtschaft mit den realen Begebenheiten der Nahrungsmittelerzeugung oft kollidieren, ergeben sich in diesem Themenkreis ein tiefes Enttäuschungspotenzial, eine große Fallhöhe, ein Resonanzraum für metaphorische Dramatisierung. Der Ideologie-Vorwurf indes wird gerade von interessierter politischer oder industrieller Seite im gegenwärtigen Diskurs zu leicht und zumindest meiner professionellen Beobachtung zufolge viel zu häufig erhoben – naheliegender Weise auch deshalb, um kritischen Diskurs grundsätzlich zu irrationalisieren, delegitimieren oder zu unterbinden. Ein guter Teil der untersuchten kritischen Quellen weist einen wesentlich unideologischen Ansatz auf. Er basiert auf (augenscheinlicher oder wissenschaftlicher) Beobachtung der realen „Lebens-", nämlich Produktions-Umstände. Seien es degradierte Böden, ausgeräumte Landschaften oder die Lebensbedingungen von „Nutztieren": Kraftvolle, wirkende und persönliche Eindrucke von Befremden, Enttäuschung, Mitleid, Traurigkeit oder gar Entsetzen bedürften metaphorischen Ausdrucks. Hier bedienen sich Autoren eher des sprachlichen Schatzes der Kulturkritik. Von Ausbeutung, Gefängnissen, Wüsten oder eben Industrielandschaften mag die Rede sein. Diese Wahrnehmungen leichtfertig unter Ideologieverdacht zu stellen, kann Ausdruck einer anti-demokratischen, nämlich technokratischen Gesinnung sein und Spiralen der Frustration und Missverständnisse in Gang setzen. Aber selbstverständlich ist auch „Kulturkritik" nicht immer unideologisch.

Literatur

Accum F (1822) Von der Verfälschung der Nahrungsmittel und von den Küchengiften. Hartmann, Leipzig, S 1 ff.

Albert-Schweizer-Stiftung (2015), Exklusives Interview mit einer Ex-Schlachthofmitarbeiterin, Pressemeldung vom 16.3.2015.

Alt F (2002) Ökologisches Umhandeln ist möglich. In: Alt F, Bahro R, Ferst M (Hrsg) Wege zur ökologischen Zeitenwende, Reformalternativen und Visionen für ein zukunftsfähiges Kultursystem. BoD, Berlin, S 140

Althusser L (2012) Ideology and ideological apparatuses, notes towards an investigation. In: Žižek S (Hrsg) Mapping ideology. Verso, London, S 100–140 (Erstveröffentlichung 1971)

Arte (2016) Das Leben der Kühe, gesendet am 19. September 2016

Bäumer B (2003) Hinduismus. In: Figl J (Hrsg) Handbuch Religionswissenschaft, Religionen und ihre zentralen Themen. Tyrolia, Innsbruck, S 334

Berry W (2018) Die Erde unter den Füßen, Essays zu Kultur und Agrikultur. Peter Hammer, Wuppertal

Blackbourn D (2003) „Die Natur als historisch zu etablieren": Natur, Heimat, und Landschaft in der modernen deutschen Geschichte. In: Radkau J, Uekoetter F (Hrsg) Naturschutz und Nationalsozialsimus. Campus, Frankfurt a. M., S 66

Bollenbeck G (2007) Eine Geschichte der Kulturkritik, Von Rousseau bis Günther Anders. Beck, München, S 7

Cushman GT (2013) Guano and the Opening of the Pacific World. Cambridge University Press, Cambridge, S 51 f.

Der Spiegel (2012) Droge Zucker – Die gefährliche Sucht nach Süßem. Spiegel 2012(36):1

Die Zeit (1969) So vergiften wir unsere Welt

Die Zeit (2011) Maßlosigkeit vergiftet unsere Lebensmittel, 11.01.2011, 06.09.2017 http://www.zeit.de/wissen/umwelt/2011-01/dioxin-konsequenzen-bewusstsein

Forum Nachhaltig Wirtschaften (2013) Die Food-Indsutrie. Forum Nachhaltig Wirtsch 2013(3):Titelseite

Frankfurter Allgemeine Zeitung (2016) Angeklagt wegen Ökozids. FAZ, 9. August, S 20

Friedrich A (2015) Metaphorologie der Vernetzung. Zur Theorie kultureller Leitmetaphern. Wilhelm Fink, Paderborn, S 40 f.

Friedrich A (2018) Ökologien der Erde: Zur Wissensgeschichte und Aktualität der Gaia-Hypothese (Digital Cultures). meson, Lüneburg

Grimm H-U (2013) Garantiert gesundheitsgefährdend: Wie uns die Zuckermafia krank macht. Droemer, München

Grossarth J (2018) Die Vergiftung der Erde, Metaphern und Symbole agrarpolitischer Diskurse seit Beginn der Industrialisierung. Campus, Frankfurt a. M.

Klages L (2013) Mensch und Erde. Matthes & Seitz, Berlin (Erstveröffentlichung 1913)

Klotter C (2014) Fragmente einer Sprache des Essens, Ein Rundgang durch eine essgestörte Gesellschaft. VS Verlag, Wiesbaden, S 83 ff.

Kohlmann T, Müller H (Hrsg) (1978) Das Bild vom Bauern. Vorstellungen und Wirklichkeit vom 16. Jahrhundert bis zur Gegenwart. Museum für Deutsche Volkskunde, Berlin

Lakoff G, Johanson M (1980) Metaphors we live by. University of Chicago Press, Chicago, S 235

Lakoff G, Wehling E (2008) Auf leisen Sohlen ins Gehirn, Politische Sprache und ihre heimliche Macht. Carl-Auer, Heidelberg, S 17 f.

Maithrimurthi M (1999) Wohlwollen, Mitleid, Freude und Gleichmut, Eine ideengeschichtliche Untersuchung der vier apramanas in der buddhistischen Ethik und Spiritualität von den Anfängen bis hin zum frühen Yogacara. Franz Steiner, Stuttgart

Paech N (2012) Befreiung vom Überfluss, Auf dem Weg in die Postwachstumsökonomie. oekom, München

Reitmeier S (2013) Warum wir mögen, was wir essen, Eine Studie zur Sozialisation der Ernährung. Transcript, Bielefeld, S 263–277

Riehl WH (1866) Die bürgerliche Gesellschaft. J.G. Cotta, Stuttgart, S 57 f.

Stuttgarter Nachrichten (2017) Kulturwissenschaftler zu Veganismus: „Veganer sind überwiegend tolerant", 26.03.2017. http://www.stuttgarter-nachrichten.de/inhalt.kulturwissenschaftler-zu-veganismus-veganer-sind-ueberwiegend-tolerant.f58a63ef-a6ac-40ec-afb7-5f6e851a9df1.html

Tornow E (1952) Nachweis von Gift und Unkraut im Getreide und Mehl. Wiley-VCH, München

Tschajanow AW (1923) Die Lehre von der bäuerlichen Wirtschaft. Campus, Berlin

Welzer H, Giesecke D (2014) Wege aus der Wachstumsgesellschaft. Fischer, Frankfurt a. M.

Wiechert E (2002) Das einfache Leben. Langen Müller, München (Erstveröffentlichung 1939)

Dr. Jan Grossarth, geboren 1981, Studium der Volkswirtschaftslehre, Promotion zum Dr. phil. mit einer Arbeit über die Metaphern und Symbole agrar- und umweltpolitischer Metaphern. Mehrere Jahre leitender Redakteur mit Zuständigkeit für die Agrar- und Ernährungspolitik bei der Frankfurter Allgemeinen Zeitung im Mai 2019 Wechsel zum Statistischen Bundesamt als Projektleiter und freie Autorenschaft.

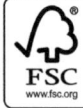

MIX
Papier aus verantwortungsvollen Quellen
Paper from responsible sources
FSC® C105338

If you have any concerns about our products,
you can contact us on
ProductSafety@springernature.com

In case Publisher is established outside the EU,
the EU authorized representative is:
**Springer Nature Customer Service Center GmbH
Europaplatz 3, 69115 Heidelberg, Germany**

Printed by Libri Plureos GmbH
in Hamburg, Germany